KB125857

암을
극복한 사람들의
체험 수기

님께

드림

환 우 들 에 게 용 기 와 희 망 을 주 는 이 야 기 ! !

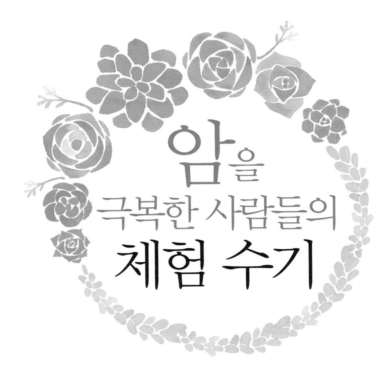

암을
극복한 사람들의
체험 수기

김해영 외 18인 엮음

골육종암·난소암·대장암·방광암·림프종암·식도암·유방암·위암·
직장암·폐암 등을 극복한 전국 암환우들의 진솔한 체험 수기

✂ 태웅출판사

최근 문명의 눈부신 발달과 정보화 시대로 인해서 세계 각국의 라이프 스타일이 바뀌고 장수 시대가 전개되면서 우리나라의 경우도 여성은 4명 중 1명, 남성은 3명 중 1명이 암으로 사망한다는 통계가 발표되기도 했다.

많은 사람들이 나는 암에 걸리지 않을 것이라고 자만하다가 뒤늦게 발견되어 치료할 수 있는 기회를 잃게 되는 사례를 수 없이 보아 오면서 안타까운 마음이 그지없다.

또한 내가 수년 전 독일 암 병원 방문 시 80명의 입원 환자가 있는 곳에서 약 245명의 직원들이 이들을 치료하고 있었고, 프랑크프르트 주립대학 병원 암병동에 200명의 암환자들이 입원해 있었는데 약 600여 명이 의료진과 직원으로서 일하고 있었으며, 같은 커뮤니티 내에서 암환자가 발생 시

많은 사람들이 후원과 기부금을 내고 있다는 사실을 보고 참으로 '선진국이란 이러한 정신을 가지고 있는 국민들이구나'라고 생각하면서 얼마나 부럽고 안타까웠는지---.

우리나라는 언제나 이런 국민이 될 수 있을지, 기대해 본다. 우리 주위에서 암환자가 발생 시 안타깝다고 말만 하지 고통을 함께하는 사람들이 얼마나 될까?

최근 우리나라에서 암환자들의 입원비에 대해서 보험회사에서 직접적인 치료비가 아니라고 지급하지 않고 있고 의료보험심사평가원에서도 암환자가 입원한 경우 삭감하는 일이 많아서, 암환자들은 육체적으로도 매우 힘든 가운데 있음에도 불구하고 온갖 고통 속에서 보험회사를 관리 감독하는 금융감독원 청사 앞에서 시위를 해야 하는 모습은 눈물겹다.

우리는 그들의 아픔을 얼마나 가족처럼 알고 있을까? 그들의 애환을 널리 알리고 싶고 많은 국민들이 암환자들에 대해서 이해해 주고 국민 건강정책을 입안하는 당국자들도 앞으로 바른 정책을 만들어 나갈 수 있는 계기가 되기를 희망하면서 이들의 애환을 모아 보고자 암환우들의 체험 수기를 전국적으로 공모했다.

　공모전에서 입상한 수상자들의 체험 수기를 책으로 발간하여 많은 사람들에게 알리고 싶어서 건강 서적 발간에 빼어난 실적과 평생 동안 심혈을 기울인 태웅출판사 대표인 조종덕 권사님께 책 출간 문제를 상의하자 권사님께서 기꺼이 승낙하셔서 이 책을 출간하게 되었다. 조 권사님께 깊이 감사드린다.

　우리 사회도 암환자의 애환은 남의 일이 아니고 내 자신의 일이라는 사실을 인식하고 그들의 아픔을 이해하고 국가에서 정책적인 배려가 이루어지는 날을 기대해 본다.

　끝으로 이 책에 수록된 체험 수기의 저자의 주소와 성명은 개인정보보호법에 의해 자세하게 알려 드리지 못한 점 양해하여 주기 바란다.

손의섭

대한노인요양병원협회 상임이사
대한노인요양병원협회 경기 동부 지회장
의료법인 매그너스 의료재단 이사장

의사도 암환자의 마음은 물론 그들의 고통을 진정으로 잘
모른다.

　환자의 옆에 있는 가족도 잘 모른다. 물론 암을 앓고 있는
환자 자신도 자신의 운명이 앞으로 어떻게 될지 모른다. 아
무런 확신도 없이 하루하루 스스로 생각하고 고민하면서 외
롭게 투병하는 것이 현실이다

　즉, 대부분의 암환자는 어느 날 자신에게 홀연히 찾아온
암이라는 무거운 짐을 온 몸으로 안고 밤새 고통으로 뒤척이
지만 같이 아파하고 같이 고통을 나눌 사람이 주위에 없다.

　결국 환자는 혼자 고민하고 막연한 불안감을 갖고 하루하
루 어렵게 투병 생활을 이어가고 있는 것이다. 그것이 암환

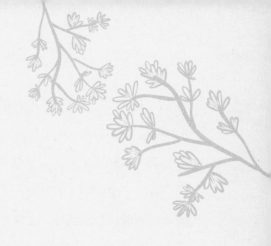

자 모두가 겪고 있는 현실이다.

　암이라는 병은 본인은 물론 가족들과 대부분의 사람들에게 완치되기 힘들다고 알려져 있다. 그래서 막상 본인이 암이라고 병원에서 선고를 받으면 그 순간이 마치 사형선고를 받은 것처럼 크게 실망한다. 이 세상에 그 엄청난 순간을 견디어 낼 수 있는 사람은 많지 않다.

　가족들도 처음에는 같이 낙담하고 고민하고 울어도 보지만 환자처럼 절실할 수는 없다. 환자의 투병 생활이 한 달이가고 몇 달이 후딱 지나다 보면 가족들도 그것이 일상사의 일부로 바뀌고 사랑하고 의지하던 가족이 암환자라는 사실도 점점 잊어버리게 된다.

매일 암환자를 만나고 진단하고 치료하기를 몇 십 년 동안 해 온 나도 "내가 진정으로 암환자들의 고통과 그들이 외롭게 짊어지고 있는 무거운 멍에를 과연 내가 이해하고 있을까?" 하고 자문해 볼 때가 한두 번이 아니었다. "그들을 진정으로 이해하지 못하면서 내가 어떻게 의사로서 그들에게 가까이 다가갈 수 있을까?"라고 자문한 적이 여러 번 있었다.

그러던 어느 날 평소에 모임에서 알고 지내 오던 손의섭 이사장이 자신이 운영하고 있는 암스트롱요양병원에 한 번 구경 가시겠느냐?라고 제안을 하셨을 때 그렇잖아도 암 요양병원의 운영이 궁금하던 차에 얼른 따라 나섰다. 대부분의 요양병원이 위치하고 있는 시골 구석에서 과연 그들은 어떻게 지내고 있을까? 정말 나도 그 실태를 몹시 알고 싶었다.

요양병원 가는 길은 나에게도 매우 익숙한 경춘가도 길이었다. 춘천으로 가는 국도를 가다가 가평 전철역을 지나자 얼마 안 가서 삼거리가 나오면 좌측으로 방향을 틀어 산으로 둘러싸인 작은 논과 밭이 군데군데 보이는 시골길을 달려 2km 정도 거슬러 올라가는 길이었다. 좌우측으로는 간간이 농가와 과수나무들이 보이고 봄에 피는 벚꽃 · 진달래 · 산수유꽃이 곱게 핀 풍경이 무척 평화롭기 이를 데 없어서 마치

무릉도원을 가는 것 같았다. 군데군데 작은 골짜기에는 어김 없이 작은 집들이 자리 잡고 있어 전원 생활을 즐기는 모습들이 정말 아늑하고 평화롭게 보였다. 이런 좋은 곳에 자리 잡고 있는 요양병원이라면 환자들이 지내는 데도 좋을 것 같은 생각이 절로 났다.

드디어 차는 길이 끝나는 지점에서 남향으로 자리를 잡고 있는 암스트롱요양병원에 도착했다.

건물 앞마당에는 벤치와 정원이 잘 어우러져 예쁘게 잘 정리되어 있어서 환자들이 요양하는 데 불편함이 없어 보였다.

병실은 대개 1인용과 다인실이 구비되어 있고 남자 환자보다는 여자 환자들이 더 많아 보였다. 짧게는 입원한 지 며칠 안 된 환자부터 길게는 2년이 넘도록 가족과 떨어져서 이곳에서 힘겨운 투병 생활을 하고 있었다. 담담하게 입원 생활을 하고 있는 환자가 있는가 하면 진행된 암을 앓고 있는 환자는 쇠약한 몸을 추스르면서 자신이 나을 수 있는지 확신을 못 하면서 불안하게 지내고 있었다. 다행히 동병상련이라고 암을 앓고 있는 환자들끼리 산책도 하고 서로들 격려하면서 위로를 받는 모습은 나에게도 안도감을 주었다.

환자들과 이야기를 나누다 보니 평소 나도 몰랐던 것을 알게 되었다. 특히 많은 여성 환자들이 "가사에 시달리는 집보다 이 요양병원에서 지내는 것이 자신들의 마음이 훨씬 안정되고 병 치료에 집중할 수 있어서 좋다"라는 말에 나는 깜짝 놀랐다.

이번에 그곳에서 투병 생활을 하고 있는 환자들이 그들 스스로 담담히 써 내려간 진솔한 투병 체험 수기가 책자로 발간되었다. 이 수기는 암과 싸우고 있는 수많은 환자들에게 많은 위로와 자신감을 줄 수 있음은 물론 병원에서 치료받는 데에도 큰 도움을 줄 수 있을 것으로 믿는다.

그 누구도 진정으로 들어주지 아니한 그들의 이야기는 매일 암환자들을 진료하는 나는 물론 주위 사람들이나 가족들과 의료진에도 뭉클한 감동으로 다가와서 그들의 마음과 고통을 진정으로 이해하고 돌보는 데도 많은 도움을 줄 것이라고 믿는다.

그뿐만 아니라 우리나라도 고령화 사회로 들어가면서 빠른 속도로 늘어나는 암을 비롯한 각종 난치병 환자 대책 때문에 고심하는 국민 건강정책을 입안하는 당국자들에게도 국가적으로 환자 중심의 만성병 관리를 어떻게 효율적으로 개선해 낼 수 있는지에 대해서도 참고가 될 것으로 믿으며 그들 환자들의 생생한 체험과 고통을 이겨 나가려는 진솔한 투병 이야기는 많은 사람들에게 시사점을 던져 줄 수 있다고 믿는다.

이제호

분당차병원 암센터 교수
전 서울삼성병원 암센터 소장

차례

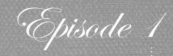

Episode 1

두려워 말라.
내가 너와 함께 함이니라
– 골육종암 극복 체험 수기

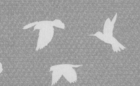

입상_ **김해영**

　"네, ○○병원입니다. 김해영님 보호자와 함께 빨리 내원하여 주십시오."

　설마 별일은 아니겠지? 하고 나는 남편과 함께 병원에 갔다. 의사 선생님이 자리에 앉으시더니 우리도 함께 앉으라고 권하시고 담담히 "골육종 암이에요."라고 말했습니다.

　"'골육종?' 처음 들어 보는 암이네요."라고 내가 말하니까 "네, 흔치는 않은 병입니다. 젊은 20~30대에 잘 나타나며 피부에 풍선같이 올라오는 종류가 많은데 환자는 뼈에 암이 와서 뼈를 녹아 내리는 암입니다."라고 했습니다.

　왼쪽 얼굴의 눈과 코와 입술 위 인중의 뼈에 암이 왔다고 했습니다.

　선생님의 위로의 말씀이라면 그래도 아랫니 밑으로 암이 온 것보다는 훨씬 쉽게 수술할 수 있다는 것이었습니다. 턱

쪽으로 암이 발병했으면 자르는 부위가 쉽지 않고 또한 목쪽으로 내려가는 신경이 많아 수술이 훨씬 어려워지는데 난 그나마 다행인 게 수술할 부위가 넓어서 그렇게 어렵지 않게 수술할 수 있다는 위안을 주시더군요.

그리고서 "너무 걱정하지 마세요. 얼굴의 뼈를 없애는 수술이지만 다리의 근육을 잘라서 뼈 부분을 메워 주면 감쪽같이 본래의 모습으로 돌아갈 거예요. 여기 보세요. 이 환자도 김해영 환자같이 수술했지만 감쪽같지 않나요?" 하고 남자의 사진 한 장을 보여 주었습니다.

'수술한 흔적도 전혀 없고 상태가 깨끗해서 요즘 세상에 기술이 좋아 얼마든지 잘 하겠지?' 하는 마음이 들었습니다. 남편과 함께 수술 날짜를 잡고 착잡한 심정으로 병원문을 나섰습니다. 그 순간 하늘을 바라보았습니다. '하늘은 맑고 온 세상은 밝은데 왜 나한테 암이라는 게 찾아왔지?' 하고 되뇌이니 눈물이 핑 돌았습니다.

아! 어떻게 무엇을 붙들고 실컷 울어 버릴까? 어떻게 해야지? 어떻게 해? 하면서 나는 차를 타러 가는 남편의 뒤를 쫓아가면서 눈물을 훔치고 냉정하자, 눈물 흘리지 말자. 눈물 흘린다고 뭐가 변할까? 마음을 모질게 먹자 하고 차를 타고 집으로 향했습니다.

집으로 오는 길에 남편이 "걱정하지 말자." 선생님이 말씀

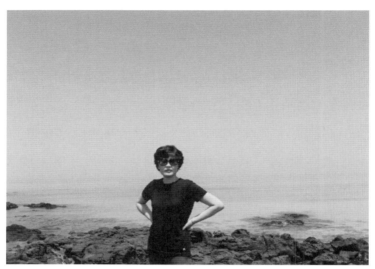
건강했을 때 필자의 모습

하신 대로 아래쪽보다 인중 부분이 쉽다고 하니까 그래도 다행이니 걱정하지 말고 선생님께 맡기자고 했을 때 남편의 위로를 받고 '그래 잘 수술해 주시겠지 뭐' 하고 나는 긍정적으로 생각하게 되었습니다.

그런데 선생님은 이 골육종암은 전이도 잘 되고 재발도 잘 되는 암이라고 했습니다.

수술할 때 얼굴뼈와 목 쪽으로 전이가 됐는지, 재발이 됐는지 안 됐는지 그 여부를 알기 위해 조직 검사를 한다고 했습니다. 그것 또한 아직은 전이나 재발이 안 됐겠지 하고 미리 걱정하지 않았습니다.

수술은 입과 코 부분이라 치의학과와 이비인후과의 전문의가 해야겠기에 한 달쯤 뒤로 수술 날짜가 잡혔습니다.

집에 와서 식구들에게 이야기를 해야 하나? 아는 사람들에게 얘기를 해야 하나 하고 망설여졌습니다. 얼마 후 남편이 아이들에게 시간을 잡고 가족 여행을 떠나자고 했습니다.

영문도 모른 채 속초로 떠나는 애들은 '웬 가족 여행이에요?' 하는 의문을 갖고 속초로 갔습니다.

유난히 겨울바람이 많이 불어서 바다도 가지 못하고 곧장 식당으로 가서 점심을 먹었습니다.

남편은 내가 대게를 좋아한다고 자기는 좋아하지도 않는 대게찜을 통 크게 시켰습니다. 수술 전 최고의 만찬이라면서요~.

그 즈음 나는 윗잇몸이 조금씩 내려앉고 틀어지면서 음식물을 씹기도 힘든 상태여서 거의 삼키는 수준으로 먹었지만 그래도 최고의 만찬을 즐겼습니다.

식당을 나와 커피숍에 도착하여 남편은 두 아들을 차에 있게 하고 나와 딸을 먼저 커피숍으로 들여보내더군요. 한참을 지나도 아빠와 오빠들이 오지 않자 딸은 "무슨 얘기를 하는데 오빠들이 안 오지?" 하길래 "남자들이 할 얘기가 있나 보지 뭐" 하고 얼버무려 버렸습니다.

한참만에 아빠와 아들들이 왔는데 큰아들이 의젓하게 "엄마 걱정하지 마세요. 우리가 있잖아요. 요즘 의료 기술도 좋고 의사 선생님들도 훌륭하시니까 수술 잘 될 거에요" 하면서 격려와 위로를 해 주었습니다. 나는 정말 오랜만에 떠나온 가족 여행에서 많은 얘기들을 나누고 집으로 돌아왔습니다.

마냥 숨길 수만은 없어서 주변의 지인들에게 조금씩 얘기를 했습니다. 내가 다니는 교회 목사님에게 말씀을 드렸는데 모두들 깜짝 놀랐습니다. 요즘 암에 걸린 사람이 많다고는 하지만 우리 교회에서는 내가 처음이었던 것입니다. 목사님과 교인들은 나를 위해서 특별 기도회를 만들어서 모두가 기도의 용사가 되어 주셨습니다.

성경에는 두세 사람이 기도하는 곳에 내가 함께하리라 하신 말씀이 있습니다.

두세 사람뿐만 아니라 많은 사람이 나를 위해 기도해 주시니 근심과 걱정 염려가 사라졌습니다.

평온한 마음이었습니다. '하나님이 하시면 문제될 게 없겠구나.' 하는 굳은 마음이 생겼습니다. 또한 음식물을 제대로 씹을 수가 없으니 많은 사람들이 죽을 사 주시고 맛있는 죽을 끓여다 주기까지 하셨습니다. 심지어 내가 회를 좋아한다고 굳이 씹지 않고 입으로 대충 넘어간다며 부드러운 연어까지 사 주신 정말정말 감사한 분들이 주위에 너무 많았습니다.

드디어 병원에 입원했습니다. 수술 이틀 전에 입원했는데 병원에서 수술이 어떻게 진행되는가를 알려 주셨습니다.

왼쪽 윗잇몸 위에 3cm 정도의 암이 둥그렇게 있는데 암이 성게의 가시처럼 뾰족해서 어디로 진행할지 모르니까 6cm 정도를 잘라 내야 하고 뼈를 잘라 내면 얼굴이 함몰되니 허벅지의 살을 떼어 내어서 함몰 부위를 메우어야 한다고 했습니다. 또 전이나 재발이 되었는지를 알아보기 위해 목의 임파선 부위를 잘라 정맥과 동맥이 흐르는 곳에서 조직 검사를 해서 10cm 정도의 절개 수술이 필요하다고 했습니다.

선생님의 말씀을 들으니 얼굴 수술·목 수술·다리 허벅지 수술까지 겁이 났습니다. 하지만 마음을 가다듬고 조용히 기도했습니다.

이틀 뒤 수술대에 누웠습니다. 아침 첫 수술이라고 다들 분주히 7시부터 서둘러서 수술실로 향했습니다. 수술실의 복도에 들어서니 오싹하고 추웠습니다. 눈을 감았습니다.

웅성거리는 소리에 깨어 보니 중환자실에 누워 있었습니다. 팔과 다리 그리고 혓바닥까지 못 움직이게 꽁꽁 묶어 놓은 기분이 들었습니다. 눈을 감고 '아! 내가 살아 있구나.'라는 생각을 했습니다.

'나를 지금 묶어 놔도 나의 세포 하나하나는 부지런히 움직이고 상처를 치유하고 있구나.' 하는 감격과 감사에 3일 동안 있을 거라는 의사 선생님의 염려에도 불구하고 만 하루 만에 일반 병실로 옮겨 왔습니다. 수술은 의사 선생님들도 깜짝

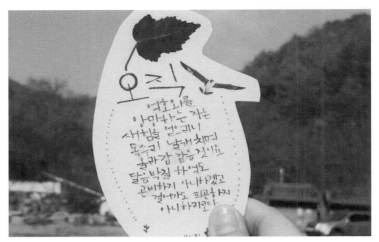

요양병원 미술 요법 프로그램으로 만드는 책갈피

놀랄 만큼 잘 되었고 빠르게 쾌유되고 있다고 했습니다. 나의 목과 코는 이비인후과에서 허벅지를 20cm 정도를 잘랐는데 치아와 함께 구강외과에서 치료를 받았습니다. 춘천에서 서울로 남편과 두 아들과 중3 딸이 번갈아 가면서 나의 발이 되어 주고 힘이 되어 주었습니다.

15일쯤 지나자 이비인후과에서 목의 조직 검사 결과가 나왔고 전이나 재발의 염려가 전혀 없다고 걱정하지 말라는 좋은 소식을 전해 주었습니다. 또 이틀 뒤 구강학과 교수님께서도 뼈에 전이나 재발 염려가 없다고 하셨습니다. 너무 기뻐서 가족과 알고 있는 많은 분들에게 소식을 전했습니다. 하지만 항암 치료는 한 번 받아야 된다고 했습니다.

혹시 모를 나쁜 균이 남아 있을 수 있기 때문인데 항암 치료는 1회에(4~6) 정도를 할 수 있는데 내가 받을 항암 치료는 조금 세니까 고기를 많이 먹고 단백질로 몸보신 잘 해서 한 달 뒤에 오라고 했습니다. 1월 4일 수술 후, 병원에서 1월 말까지는 있어야 되지 않을까? 대수술 15시간을 했는데…. 하지만 너무 빠른 쾌유로 인해 23일에 퇴원 날짜가 정해져서 많은 분들이 천천히 병문안 갈려고 하였지만 "벌써 퇴원이에요?" 하면서 아쉬움을 드러내기도 했습니다. 퇴원도 좋지만 퇴원 후 몸조리도 중요하다고 남편은 요양병원을 찾았습니다.

인터넷을 검색 후 이곳 암스트롱요양병원이 춘천과 가깝고 주변의 환경과 시설 그리고 황토방이 너무 마음에 들어서 당장 전화로 예약을 하고 이곳에 왔습니다.

아! 마음도 포근하고 모든 게 아름답고 평화롭고 여유롭게 하루하루가 지나갈 때 내 마음과 온 몸이 치유받는 시간이 되고 있습니다.

"두려워 말라. 내가 너와 함께함이니라. 놀라지 말라. 나는 네 하나님 됨이니라. 내가 너를 굳세게 하리라. 참으로 너를 도와주리라. 참으로 의로운 오른손으로 너를 붙들리라."라고 하나님은 이렇게 말씀하셨습니다.

무엇이 두렵고 무섭겠습니까? 하나님은 이미 나에게 함께하심을 믿고 감사합니다.

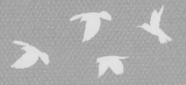

Episode 2

모든 것은 하나님이 하셨습니다

– 난소암 극복 체험 수기

장려상_ **김후남**

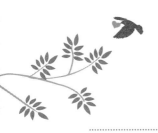

여호와께서 자기 백성의 상처를 싸매시며 그들의 맞은 자리를
고치시는 날에는 달빛은 햇빛 같겠고 햇빛은 일곱 배가 되어
일곱 날의 빛과 같으리라〈이사야 30:26〉.

나는 2011년 3월 25일 타고 가던 고속버스 추돌 사고로 인
해 정형외과에 입원을 했습니다.

다음 날 쫄면을 먹고 난 후에 심한 복통과 구토와 설사로
응급 치료를 받았으나 통증은 사라지지 않아 밤 10시쯤에 대
학 병원의 응급실을 찾아 CT 촬영 후에 10cm, 12cm의 혹이
양쪽 난소에 있으며 그 혹이 꼬여서 통증이 온 거라며 제거
수술을 빨리하지 않으면 안 된다는 의사 선생님의 진단을 받
았습니다.

나는 '체했는데 왜 난소의 혹이 꼬이지' 하는 의문을 품으

면서 2011년 4월 7일 서울 아산병원을 찾아가서 재검사를 받았습니다.

비율은 50:50이었습니다. 암일 수도 있고 혹일 수도 있다는 의사 선생님의 소견에 설마 암일 리야 당연히 혹이겠지 하는 마음으로 4월 15일 오전 7시 수술실로 향했습니다.

4시간 예상했던 수술이 7시간이나 걸렸고 수술 후 일반 병실로 옮겨졌으며 정신이 몽롱한 상태에서 회진하는 교수님의 말씀이 어렴풋이 들려 왔습니다. 위암이라는 청천벽력의 소리였지만 꿈 같은 소리로 들렸습니다. 한 번도 상상해 보지 않았고 암이라는 병은 나하고는 상관없는 사람처럼 항상 건강하게 살아왔으며 특히 위는 더 건강하다고 자부했던 저에게 교수님의 위암이라는 말씀은 도무지 믿기지 않았지만 현실이었습니다.

퇴원 후 항암 치료를 위해 종양내과 교수님을 찾았을 때 당연히 항암 치료하는 줄 알았는데 "항암 치료하시겠습니까?"라는 의사 선생님의 질문에 "왜 그러시는데요?"라고 묻자 "항암 치료를 해도 생명만 연장할 뿐이지 아무런 의미가 없습니다"라는 이야기를 듣게 되었습니다.

저는 난소의 혹으로 산부인과에 입원해서 내과 진료 없이 혹 제거 수술 중에 위암을 발견했고 회복 또한 상당히 빨랐으며 암에 대한 지식도 없고 이로 인해 아마 초기 정도 되는가 보다 생각하고 있었는데 수술은 했지만 위에서 복막으로 난소까지 전이된 말기암이며 복막에는 아직도 암이 남아 있다는 사실에 그때서야 비로소 나 자신의 생명의 위중함을 알게 되었고 생명에 대한 좌절감이 나를 짓눌렀습니다. 그러면서도 한편으로 '그래 세상의 방법으로 안 되면 하나님의 방법으로 고치시겠지'라는 믿음이 가슴 저 밑에서부터 피어올랐습니다.

이렇게 주님이 주신 은혜에 담대함으로 반응했으나 다음 날 아침 눈을 떴을 때 갑자기 불안과 두려움이 엄습해 오자 견딜 수가 없었습니다. '내가 과연 살 수 있을까? 얼마나 견딜 수 있을까?' 절망감과 두려움이 전신을 파고들어옴에 감당할 수 없어서 주위 분들께 기도 부탁 문자를 보내어 도움을 요청했고 나는 나의 믿음을 다해 '예수 그리스도 이름으로 명하노니 불안의 영과 어둠의 영은 떠나가라'라는 대적 기도로 물리쳤습니다. 그리고 한 20분 정도 지나자 내 안에 있던 두려움이 사라지고 평안을 주셨습니다. 나는 악한 영으로 내 마음이 무너지지 않았고 사탄과의 싸움에서 승리함에 감사했습니다.

그 후로 전 하루에도 수없이 수술한 곳에 손을 얹고 하나님의 능력으로, 보혈의 능력으로 낫게 됨을 믿었으며 예수님이 나 대신 채찍에 맞음으로 내가 병이 나음을 입었다는 말씀을 붙들고 기도했습니다. 그리고 주님께 감사를 드렸으며 예수의 피밖에 없음을 선포하기 시작했습니다. 그러면서 수술 후에 오는 통증이 사라지며 치유해 주시는 주님의 손길을 체험하게 하셨습니다.

수술한 지 한 달 만에 두려운 마음으로 항암주사와 항암약 투여 방법인 1차 항암 치료를 시작했습니다.
수술 전 날 보신탕 한 그릇을 거뜬히 비워 낸 왕성한 식욕은 수술 후부터 시작하여 1차 항암 치료 후에는 완전히 떨어졌으며 하루에도 수없이 반복되는 구토로 인한 극심한 통증 및 어지럼증과 설사와 변비와의 싸움은 말로만 들었던 항암 치료의 후유증과 부작용으로 고통의 나날이 이어졌습니다.

다행히 물은 마실 수 있었음에 감사했으며 먹어야 산다고 억지로라도 먹으라는 주위 분들의 충고에도 불구하고 멀건 귀리죽 세 숟가락이 하루 식사의 전부였으며 이로 인해 수술

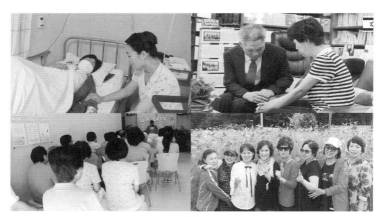

필자의 요양병원 생활 여러 가지 모습들

후 2개월 만에 무려 체중이 16kg이나 감소되었으며 호중구 백혈구의 미달로 무더운 여름날에도 감염의 위험 때문에 마스크를 쓰고 다녔고 항암주사와 약을 80%로 줄여도 항암 치료가 미루어지는 횟수는 거듭되었으며 급기야 정신을 잃고 쓰러져 머리를 부딪히는 위험한 상황까지 초래하며 영양제와 수혈을 버팀목으로 기약 없는 항암 치료를 계속했습니다.

사람을 통해서 일하시며 치유하시는 주님, 감사한 일들과 감사한 분들이 너무너무 많습니다.

일 년 전 건강 검진에서 아무런 이상이 없었는데 교통사고로 암을 발견하게 하셨고 위에서 복막으로 전이된 경우 거의 수술이 불가능한데 기적적으로 수술하게 하셨습니다.

그리고 많은 분들이 하나님의 말씀과 기도로 섬겨 주셨습니다. '속히 멸할 것이라' 신명기 9장 3절, 이사야 30장 26절, 요한복음 11장 4절, 민수기 14장 28절, 그리고 시편 58장 11절 주옥 같은 생명의 말씀을 붙잡았을 때 저를 살리며 제 안에서 역사하시는 하나님을 경험하게 하셨으며 눈물 젖은 기도로 성도를 사랑하시며 힘을 주시는 담임 목사님과 한마음교회 목사님, 내 딸처럼 애절함으로 기도하시는 권사님, 묵묵히 뒤에서 기도와 사랑으로 섬기시는 장로님, 아낌없는 희생과 적극적인 헌신으로 어려운 고비를 넘길 수 있게 한 남편과 모든 분들께 진심으로 감사를 드리며 주님께 영광을 올려 드립니다.

또한 암환자에게는 공기 · 음식 · 운동 이 세 가지가 가장 중요한데 이 세 가지 모두를 충족하며 목사님이 상주하고 계셔서 매일 아침 저녁으로 예배가 있는 춘천의 암스트롱요양병원으로 인도하셨습니다.

2011년 8월의 마지막 날 요양병원에 입원해서 예배에 참석한 나의 모습은 지금도 생생하게 그려집니다.

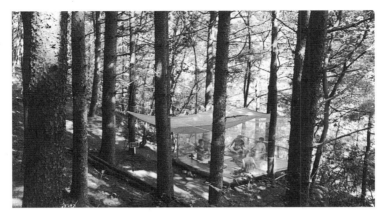
빽빽한 잣나무숲에서 이루어지는 암환우 자연 요법 풍욕장

  얼굴은 햇볕에 그을린 것처럼 항암 치료로 인해 검은 반점
과 함께 안색은 누렇게 변색되었으며 너무 말랐고 떨어진 면
역력으로 인해 마스크를 쓰고 얼굴과 마음이 굳은 채 눈물을
훔치며 힘들게 맨 뒷자리에 앉은 나의 모습….

  뒤에 들은 이야기이지만 주위 사람들 또한 내가 살 수 있
을까 많이 염려했다고 합니다.

  암 전문 암스트롱요양병원은 제겐 잊을 수 없는 우리 집이
죠. 영혼을 살리고 생명을 살리는 병원, 3년이란 긴 입원 기
간 동안 감사하고 즐겁고 편안했으며 영육 간의 치유와 회복
의 시간이었습니다. 매일 예배로 하루를 시작하며 환자들에

게 제공되는 사과는 우리의 생명을 살리는 보약이었으며 골고루 영양소가 갖춰진 건강식단과 간식, 병원에서 기르는 유기농 야채는 입맛 없는 제게 밥맛을 살려 주었습니다.

그리고 잣나무숲에서 뿜어 나오는 천연 치료제인 피톤치드를 맘껏 마시며 어디든지 내 몸에 맞는 운동을 할 수 있는 곳, 두려움과 불안감으로 입원한 우리에게 늘 세심한 배려와 관심으로 편안함을 심어 주며 울면서 들어와 웃으면서 나갈 수 있게 한 암환우만을 위한 요양병원에 감동과 감사를 보내며 또한 가족과 같은 환우들과의 교제와 소통으로 내가 암환자임을 잊어버린 채 웃으며 서로를 위로하며 섬기며 즐겁게 지내는 시간 또한 그 어떤 것보다 강력한 항암제 역할을 감당하기에 부족함이 없었습니다.

입원한 지 1년여가 지난 후 "항암 치료로 암을 다 죽일 수 없습니다"라고 말씀하시던 교수님께서 "조금씩 암이 없어지기 시작하네요. 2년여 후에는 CT상으론 거의 보이지 않습니다. 3년이 지난 후에는 이제는 항암 치료 그만 하고 3개월에 한 번 CT 검사만 하죠." 7년이 가까워 오는 지금은 6개월에 한 번 정기 검진만 받고 있습니다. 할렐루야. 아멘.

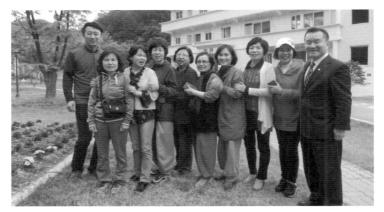
필자와 요양병원에서 함께 투병한 건강한 모습의 암스트롱 암스회원들

　항암 치료가 끝난 지 3년이 지났지만 매년 한 차례씩 면역
력을 높이며 체력을 유지하기 위해 암스트롱요양병원을 찾
습니다.

　암이란 보이지 않아도 어딘가에 숨어 있는 상당히 무서운
질병이기에 항암 치료가 끝났다고 해서 완전히 나은 것이 아
니라 생각합니다. 절대로 소홀해서는 안 되는 것이 항암 치
료 이후 회복기입니다. 떨어진 면역력을 회복시켜야 합니다.
망가진 정상세포들을 회복시켜야 합니다.

　2014년 3월부터는 요양병원에서 함께 투병해 온 환우들
10명이 '암스회'(암스트롱 준말)라는 모임을 구성하여 퇴원 후
에도 두 달에 한 번씩 정기 모임을 가지고 있습니다. 주님 안

에서 '웃고 떠들자'라는 모임의 취지였지만 모임이 거듭될수록 뜻있는 모임이 되고자 지난 여름에는 암스트롱요양병원을 방문해서 환우들을 위해 간담회를 열어 우리의 투병일기를 나누며 섬기며 위로하는 시간을 가졌으며 2017년 9월에는 설레이는 마음으로 1박 2일 경상도로 가을 여행을 다녀왔습니다. 만남에 즐거워하고 섬김에 행복해하는 우리 암스회는 계속해서 모임을 이어갈 것이며 또한 살아 있음에 감사하고 우리의 도움이 필요한 곳이라면 계속해서 섬기고 봉사할 것을 다짐합니다.

어느 날 함께 있는 환우들이 저에게 무얼 먹고 나았는지 물어봅니다. 갑작스러운 질문에 난 무얼 먹고 나았지?

병원 치료 외에는 특별히 먹은 것이 없었고 물은 많이 마셨는데… 일반적으로 환우들이 항암 치료의 후유증으로 불면증에 많이 시달리는데 전 하나님께서 특별히 충분한 잠을 주셨습니다. 세상의 보약보다 하나님의 은혜가 보약이었습니다.

'그래 맞다. 난 하나님의 은혜 인도하심과 말씀, 중보기도와 섬김을 먹고 나았구나.'하는 것을 알게 되었으며 특별히 잠을 주신 것도 하나님의 은혜였음을 고백합니다.

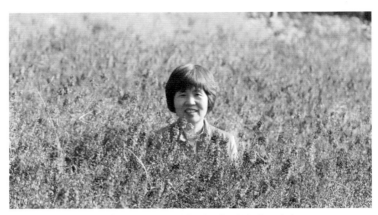
건강을 회복하고 즐거운 인생을 영위하는 필자

　전 하나님께 드린 것이 없습니다. 봉사도 헌신도 아무것도 한 것이 없습니다.

　단지 주님의 자녀로서 힘들고 어려울 때 해결할 문제가 있을 때 사람을 찾아가지 않고 항상 예배와 말씀의 자리를 찾았으며 하나님께서는 암이라는 무서운 질병 가운데에서도 감사할 수 있게 하셨고 세상과의 전쟁에서 쉼을 주셨으며 쉼을 통해 더 깊이 그리고 가까이 주님을 만나게 하셨습니다.

　이제 하나님의 은혜로 덤으로 사는 삶, 분명 저를 살리신 주님의 뜻과 목적이 있으리라 확신합니다.

　하나님의 선하시고 기뻐하시고 온전하신 뜻이 무엇인지 깨달아 그 뜻대로 순종의 삶을 살아갈 때 주님의 마음에 합한 자가 되기를 간절히 소망합니다. 깊은 웅덩이와 수렁에서 끌어 올리시고 내 발을 반석 위에 두사 내 걸음을 견고하게 하신 주님, 나를 위해 죽으시고 부활하신 주님께 모든 영광 올려 드립니다. 주님, 사랑합니다

감사합니다….

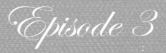

Episode 3

나는 강하다.
나는 마침내 암을 이겼다

– 대장암 극복 체험 수기

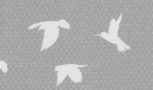

입상_ **백정혜**

왼쪽 허리 쪽이 왠지 은근히 아파 왔다. 하지만 몸이 '피곤해서 그러려니' 하고 생각하며 '이웃 사랑 봉사단'을 섬기러 갔다.

점점 더 컨디션이 다운되었고 눈이 안으로 들어가는 얼굴을 거울 속에서 볼 수 있었다. 다음 날 아침 더욱더 많이 아팠다. 왜 그렇게 병원을 안 가게 되었는지….

나는 아픈 배를 움켜쥐고 소화제와 알약을 사서 먹고 동네의 내과의원에서 진료 시간을 기다리는 동안 남편에게 봉사하는 일을 다녀오라는 이야기를 나누며 배웅을 하였다.

이른 아침부터 아픈 왼쪽 허리를 움켜잡고 진료받으러 온 저의 모습을 보시며 의사 선생님은 깜짝 놀라며 "빨리 큰 병

원으로 가세요!"라고 하셨다. 선생님의 소견서를 들고 길 건
너 큰 병원의 응급실로 바로 갔다. 의사 선생님은 바로 대장
천공이라는 진단을 내리셨고 응급 수술에 들어갔다. 개복을
하여 대장을 20cm 잘라 내는 수술을 하게 되었다. 잘라 낸
부위를 정밀 검사를 해야 한다고 하셨다.

기다리는 일주일은 조마조마한 시간이었다. 암인지 일반
염증인지 알 수 없는 기다림이었다. 나는 "하나님, 일반 염증
이 되길 바랍니다. 도와주세요."라고 간절히 기도하였다.

응급실에는 둘째 딸이 먼저 도착했다. 남편도 도착하였다.
눈물이 났다.
복부의 개복한 상처는 큰 상처였다. 너무 놀라웠다. 길게
바늘 같은 것으로 되어 있고 대변을 받을 수 있는 항문을 밖
으로 빼놓았는데 '장루'라고 했다. 정말 신기하기도 하고 찜
찜하고 대변이 눈으로 보였고 냄새가 나는 듯하였다.

수술 후 기침과 심호흡을 하면서 가래 빼기를 해야 한다.
금식 후라 힘이 없는 상태여서 정말 배가 울릴 때마다 힘들
었고 아프고 눈물이 났다. 결과는 모두를 깜짝 놀라게 했다.
이렇게 젊은 나이에 내가 암 진단을 받을 줄이야. 너무 빠

른 것 아닌가? 무엇을 잘못했을까? 이제 모든 일들을 어떡해야지? 나의 가정, 내가 하고 있던 봉사들, 사역들…….

머리가 하얗다…. 뒤통수를 한 대 얻어맞은 느낌이랄까…. 머리는 '멍멍'한 그 자체이다. 검사 결과 응급 수술한 부위에서 단순 염증이 아닌 암이 발견된 것이다. 대장암 3기. 충격을 다스릴 시간도 없이 우리 가족들은 병원에서 진행되는 치료에 순응할 수밖에 없었다.

12회의 항암 치료와 장루(대변 주머니)를 밖으로 빼놓은 나의 모습은 황당함 그 자체이어서 나는 깜짝 놀랐다. 후~우~ 통증과 구토를 반복하며 금식을 15일 정도했다. 장의 유착이 반복되며 통증은 계속된 것이다. 살이 빠지고 몸은 쇠약해졌고 건강에 대한 소중함을 절실히 느끼는 시간이었다.

물 한 모금 먹고 싶었고 목이 말라 참기 힘들었다. 그때마다 가족이 거즈에 물을 묻혀 입술에 대어 주었고 잘 견뎠다. 묽은 미음 한 모금 먹고 싶어도 참아야 하는 배고픔과의 싸움…. 식사 때마다 보이지 않는 음식 냄새는 정말 달콤한 크림스위트 같은 유혹이며 참아 내기 힘든 내 안에 갈망의 체험이었다. 많은 시간 이후 먹는 물 한 모금의 맛과 미음 한 스푼의 그 맛은 이루 말할 수 없는 감사로 변한다. "하나님,

감사합니다. 먹을 수 있어 감사합니다. 이제 작은 것에도 감
사의 삶을 살 수 있을 것 같아요. 감사합니다."

내 영혼에 거룩한 영이 깃드는 것을 몸으로 느끼며 내 안
에 변화가 일어난다.

시간이 갈수록 항암 치료의 횟수가 나의 몸을 몹시 힘들게
하였다.

항암 치료 후유증으로 속이 더욱 울렁거리며 입맛이 떨어
지고 머리카락의 빠짐과 손발의 찌릿함, 마치 모래 주머니를
손가락 발가락 끝에 달아 놓는 듯한 아픔이 나를 몹시 불편
하게 하였다.

12차례의 항암 치료를 할 동안 면역력은 점점 떨어지고 면
역력을 높이는 주사와 온갖 치료로 도움을 받으며 암스트롱
요양병원 생활을 이어갔다.

요양병원은 우리 암환우들에게 큰 힘과 용기와 위로를 주
는 도움의 쉼터였다. 일상생활과 음식과 영적인 부분을 도와
주는 샘터이며 쉼의 터전이었다.

세상에 이렇게 고마운 곳이 있구나! 모든 직원들이 사랑으
로 나를 돌보아 주었다.

지금 우리들이 회복된 것은 이러한 요양병원이 있었기 때

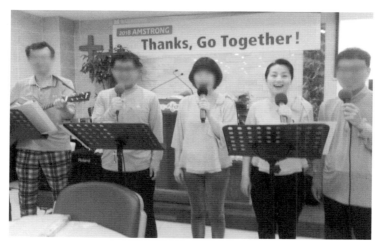
요양병원의 교회 예배에서 찬송가를 부르는 필자

문이었다.

천국의 생활이라는 생각이 들었다. 너무 감사한 일이었다.
그 모든 분들의 수고와 은혜로 모든 치료 과정을 거뜬히 이
기게 되었다.

온전한 치료와 완전한 회복으로 많은 사람들이 도움을 받
을 것을 희망한다. 저 또한 많은 사람들을 도울 수 있는 그
자리에 당당히 서 있을 수 있음을 희망하고 믿으며 확신한
다.

오늘도 아파하고 힘들어 지쳐 있는 모든 사람들이 회복되

고 행복해지기를 두 손 모아 기원한다.

　나는 강하다. 나는 마침내 암을 이겼다. 파이팅! 감사합니
다.

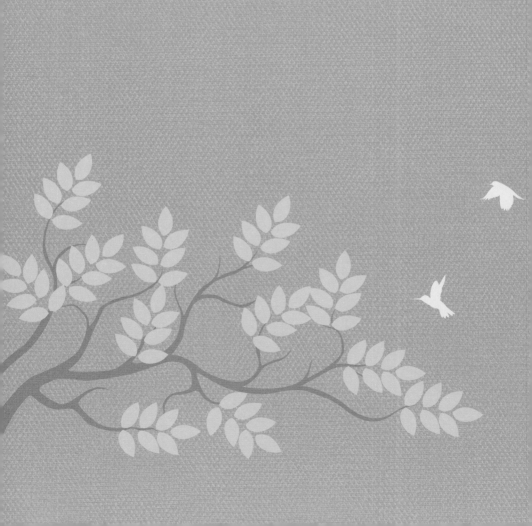

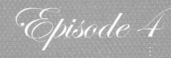

Episode 4

인생은 기차 여행
– 대장암 극복 체험 수기

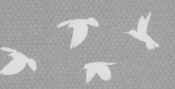

_ 윤경진(가명)

인생은 마치 기차 여행과 같습니다. 수많은 역들이 있고 철도도 바뀌고 간혹 사고도 납니다. 우리는 태어나면서부터 이 기차를 타게 되고 표를 끊어 주신 분은 부모님입니다. 우리는 부모님들이 항상 우리와 함께 이 기차를 타고 여행할 것이라 믿습니다.

그러나 부모님들은 어느 역에선가 우리를 남겨 두고 홀연히 그냥 내려 버립니다. 그리고 시간이 흐름에 따라 많은 승객들이 기차에 오르내리며 이들 중 많은 이들이 나와 이런저런 인연을 맺게 되고 내게는 한결같이 모두 소중한 분들입니다. 우리의 형제·자매·친구·자녀 그 외 인생에서 만나는 많은 사람들입니다.

그런데 많은 이들이 여행 중에 하차하여 우리의 인생에 영원한 공허함을 남깁니다. 소리도 없이 사라지기에 우리는 그들이 언제 어느 역에서 내렸는지조차도 알지 못하는 경우가 많습니다. 그래서 이 기차 여행은 기쁨과 슬픔·환상·기대·만남과 이별로 가득 차 있는지도 모릅니다.

나는 이제 암스트롱이라는 기차를 바꿔 타고 목적지도 없이 여행 가고 있습니다. 그런데 이 여행의 미스터리는 우리가 어느 역에서 내릴지 알 수 없다는 것입니다.

그러므로 우리는 한마음으로 최선을 다해 살아가야 합니다. 우리의 목표는 딱 한 가지입니다. 서로 다른 의견을 조정하고 사랑하고 용서하고 베풀어야 합니다. 그 이유는 어느 역에선가 우리가 기차에서 내려야 할 시간이 되었을 때 인생이란 기차를 함께 타고 여행했던 이들과 아름다운 작별을 할 수 있어야 하기 때문입니다.

내가 타고 가는 이 기차에 동승한 소중한 승객에게 치유가 되도록 은총이 가득하길 빌며.

내가 내려야 할 역이 어딘지 모르기에 고맙습니다. 말 한마디라도 미리 전하고자 합니다.

저와 인생 여행을 함께해 주셔서 감사합니다. 당신은 내게 참으로 귀한 분입니다.

이제부터 저는 왜 암스트롱 기차를 타게 되었는가 말씀드리겠습니다. 기차를 타고 어떤 변화를 가져왔나, 여러분들에게 조금이라도 치유에 도움이 되고자 합니다.

2015년 4월, 어느 날 사무실에서 업무를 보던 중 바깥에서 어린 학생들의 싸움 소리가 들려 와서 달려가서 훈계를 하던 중 중학교 1학년생의 칼에 찔려 응급차에 실려 서울 상계동 백병원으로 후송되었습니다. 출혈이 너무 심하여 6시간의 대수술 끝에 의식 불명 상태로 중환자실로 실려 갔습니다.

중환자실의 생활은 그야말로 사투였습니다. 상처 난 곳마다 호스를 꽂고 손발은 묶이고 모든 것은 기계에 의존했습니다. 아내의 극진한 간호와 나의 삶에 대한 강인한 의지로 보름 만에 완전히 의식을 회복, 일반 병실로 옮겼습니다.

병실로 옮긴다는 주치의 말씀에 나와 아내는 하염없이 울었습니다. 그때에는 아내와 나의 눈물은 차이가 있었습니다. 10일 후 원기를 회복하자 주치의가 다시 수술을 하여야 한다고 했습니다. 나는 몸무게가 10kg 이상 빠졌는데도 이유도 모른 채 수술대에 다시 올랐습니다.

수술 후 극심한 통증으로 고통을 호소할 때 아내가 조용히 당신은 암인데 대장을 잘라서 그렇다고 얘기하더군요.

아! 그때의 눈물이 왜 차이가 나는지 알았습니다.

대장암 발견은 처음 칼에 찔려 개복 수술 시 대장암 전문 의사가 발견, 아내에게 통보, 대장암 4기로 매우 위험하다는 판정을 받았습니다.

전화 위복이라 할까? 학생에게 고맙다고 인사라도 할까? 가해자는 불우한 가정의 아이로 나는 모든 것을 용서하고 화해했습니다. 가해자의 처벌을 원하지 않는다고 경찰서에 탄원서를 제출했습니다.

아무튼 항암 치료 12회의 진단을 받고 그때부터 아내의 정성스런 식단 조절과 따뜻한 간호로 나는 모든 사생활과의 인연을 끊고 치료에 전념했습니다. 그러던 중에 아내가 조용히 요양병원 얘기를 꺼냈지만 나는 일시에 묵살하였습니다. 그러나 점차 집에서의 치료가 짜증이 나 아내에게 요양병원을 가겠다고 하여 인터넷을 뒤져 여러 곳의 병원을 방문을 한 뒤 암스트롱요양병원이 제일 낫다고 판단하여 입원하게 되었습니다.

산 속의 생활이 너무 적적하여 오히려 우울증에 걸리지 않을까? 생각했는데 오히려 환우 여러분의 밝은 표정과 간호사

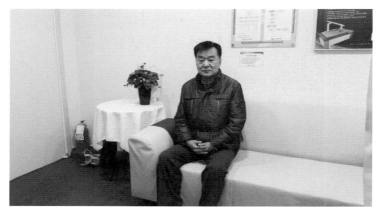

언제나 열심히 치료와 면역력 관리를 게을리 하지 않은 필자

들의 친절과 미소로 서서히 적응하였습니다. 매일 신선한 공기 · 바람 · 향긋한 삼림의 향기는 나의 친구가 되어 활력을 불어 넣었습니다. 그러나 나의 목표는 암을 퇴치하는 것! 나는 내 나름대로의 계획을 짜서 철두철미하게 나 자신을 채찍질하였습니다.

❶ 매일 5km 이상 산책 및 속보

❷ 풍욕장 주 2회

❸ 등산은 급격한 체내 온도 차이로 자제

❹ 통합의학암센터 오전 2시간, 오후 2시간 活用(침뜸과 좌욕은 필히)

❺ 고주파 치료, 압노바, 헤리 면역주사

❻ 공기 최대한 들이마시기

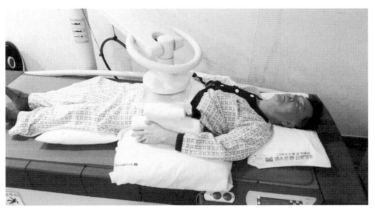

고주파 온열암 치료 중인 필자

　요양병원에 입원한 지 약 3개월. 병원에서의 ct촬영 결과 깨끗하다는 진단을 받고 항암 치료 12회 중 8회로 끝내게 되었습니다.

　환우 여러분 모든 mind(마음)를 부정적 사고에서 긍정적인 사고로 바꾸고 즐거운 생활이 되도록 환우 관계를 원활하게 하시고 거듭되는 항암 치료에 지친 환우 여러분 건강해야 합니다. 실망하지 맙시다. 내가 이 글을 쓰게 된 동기는 나의 내세움이 아니라 여러분의 치유에 조금이라도 도움이 되고자 하였습니다. 끝으로 요양병원의 관계자 및 간호사, 통합센터 간호사, 영양사 여러분들의 봉사정신에 고개 숙여 깊이 감사드립니다.

암스트롱요양병원의
덕택으로 제2의 인생을

– 림프종암 극복 체험 수기

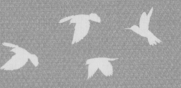

_ 채정란

2014년 5월 중순 때쯤….

허리 뒤쪽으로 해서 등쪽이 아팠다. '아마도 운동을 심하게 해서 인대가 늘어났나 보다' 라고 생각하면서 동네의 정형외과에서 엑스 레이도 찍었고 두 달쯤 되었을 때 어느 병원에서 의사 선생님이 소견서를 주면서 큰 병원에 가서 CT를 찍어 보라고 권유했다.

서울대 병원에서 검사 결과 림프종암 4기 판정을 받았다.

의사 선생님은 보호자인 나를 밖으로 부르더니 남편이 림프종암이라고 말했다. 나는 마른 하늘에 청천벽력 같은 검사 결과를 듣고 남편에게 비밀로 해 달라고 했더니 그러면 치료를 할 수 없다고 했다.

하지만 남편은 지금껏 아파서 병원에 간 적이 없었을 뿐 아니라 신경이 매우 예민해서 지레 죽을 것 같은 생각이었고 건강에 대해선 자신만만하고, 건강관리는 누구보다 더 철저하게 해 왔던 남편의 마음을 헤아리니 이루 말할 수 없이 가슴이 아팠다.

공교롭게도 지난해에는 우리 딸이 유방암 수술을 받았고 항암 치료와 방사선 치료를 마친 지 일 년 만에 딸이 주사를 맞았던 주사실 그 침대에서 남편의 항암 치료가 시작되었다.

다행히도 연세가 많음에도 잘 견뎌 나가던 중에 항암주사의 부작용 때문에 두 번이나 항암주사를 바꾸기도 하고 병원 외의 주사로 교체하고 어렵게 그렇게 치료를 마치고….

2015년 5월

주사실의 같은 환우의 권고와 인터넷의 검색으로 암 전문 요양병원인 '암스트롱요양병원'을 찾게 되었다.

첫날 가평을 지나 네비의 안내를 따라서 춘천 가도에서 시골길 외길을 따라 3km가 왜 그리 멀게 느껴지고 귀향살이 떠나는 느낌과 '다시 이 길을 벗어나 집으로 돌아올 수 있을까?'라는 생각을 하면서 옆자리의 남편 몰래 눈물을 훔치다 보니 어느덧 암환자 전문 요양병원인 '암스트롱요양병원'의 팻말이 보였다.

주위의 푸르른 자연경관과 잘 정돈된 건물을 보니 우선 마음이 편안해졌다.

신관의 건물에 들어가 첫 대면으로 실장님으로부터 요양병원의 실상을 듣고 양방 의사 선생님과 한방 의사 선생님이 계시다니 아무런 도움이 될 수 없는 보호자의 무능에서 벗어날 수 있음에 신뢰가 생겼다.

그동안 항암 치료와 약에 의존하던 생활에서 이제부터는 좋은 공기와 균형 잡힌 삼 시 세 끼의 식생활과 여러 가지 한방 치료를 받고 항암주사의 부작용으로 고르지 못한 배변 문제도 해결이 되어서 얼마나 다행인지 (특히 커피 관장) 정말 효과 만점이었다.

재작년 딸의 유방암 투병 때는 속수무책으로 집에서만 있었던 것이 후회가 되기도 했었다.

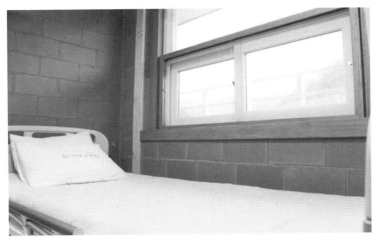
요양병원 환우들이 황토방에서 쉴 수 있는 아늑한 황토병실

2015년 9월!! 요양병원 생활 5개월째 들어선 9월에 암 덩어리의 그림자도 볼 수 없다는 선생님의 진단을 받았다.

이게 웬일일까요?

서울대병원에서 완치 진단을 받았다는 것이 기적이 아닐까?

더구나 우리 남편은 나이가 많음에도 불구하고 그 어려운 항암 치료와 이곳 요양병원의 항아리 쑥뜸 · 산삼화염단 · 고압산소 치료 · 황토 병실 등등 덕분이 아닐까 생각이 들었다.

5. 암스트롱요양병원의 덕택으로 제2의 인생을 – 림프종암 극복 체험 수기

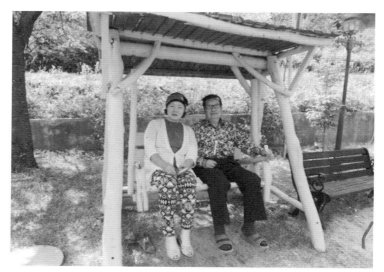

잉꼬처럼 다정한 필자 부부

생각해 보니 벌써 만 일 년이 되었다.

자연은 어김없이 푸르렀던 삼림을 어느덧 단풍으로 물들이고 또 온통 하얀 눈으로 덮어 놓더니 봄!! 샛노란 개나리며 벚꽃이 흐드러지듯 아름답더니 여름!! 푸른 산천의 옷으로 갈아입었다.

이곳 요양병원에 있는 동안 공기 좋고 물 맑은 주위에 조그만 집을 만들어서 서울을 오가며 제2의 인생이라 생각하며 살고 있다.

요양병원의 의사 선생님과 언제나 친절하셨던 병실의 간호사님, 그리고 언제나 영양가 있고 맛있게 조리해 주신 영양사님. 감사합니다. 또한 아침마다 제공되는 유기농 야채즙과 간식으로 제공되는 감자, 고구마, 과일 등등 모든 것에 깊이 감사드립니다.

　　병실의 관리 아줌마, 정원을 관리하시던 아저씨 모두 모두 감사했습니다.

다른 사람들은
나와 같은 실수를 하지
말기를 바라며

- 방광암 극복 체험 수기

_ 임재성(가명)

　작년 10월 처음 방광암 진단을 받은 뒤 계속되는 항암 치료에 난 많이 지쳐 있었다. 지친 몸과 마음을 추스르고 맑은 공기가 가득한 곳에서 자연치유를 하기 위해 혼자 지리산에 갔다.

　지리산에서의 생활은 나름대로 괜찮았지만 누군가의 도움 없이 혼자서 식사를 하고 군불을 때고 운동을 한다는 것이 쉬운 일이 아니었다. 그러다 혼자서 하던 격렬한 운동 중 골절상 입게 되었고 다시 서울의 병원에 입원하게 되었다. 서울의 병원에서 골절 수술 후 퇴원할 때쯤 주변에서 혼자서 요양이 어려우니 암 전문 요양병원인 암스트롱요양병원을 추천해 주어 입원하게 되었다.

처음 입원하러 오니 지리산만큼 맑고 상쾌한 공기가 가득했고 암에 대한 전문적인 모든 것이 다 가능했다. 암환자에게 맞춘 식단이라 안심하고 먹을 수 있었고 음식도 맛있으며 먹을수록 몸이 건강해지는 느낌이 들었다.

암환자 전문 요양병원에 와서 가장 좋았던 것은 다른 환자들과의 생활이었다. 암환자만 있으니 마음이 편해지는 것뿐 아니라 각층별로 정말 가족처럼 친하게 지내는 것이 즐거웠다. 나에게 기꺼이 가족이 되어 주겠다고 엄마라 부르라 하여 난 여기에서 수양어머니와 누나들이 생겼다.

매일 오늘 기분이 어떤지 챙겨주고 마사지도 해 주고 함께 해독 주스 같은 건강식도 챙겨주는 수양어머니와 누나, 형들 덕분에 나는 제2의 가족이 생겼다. 특히 수양어머니께서 내가 등이 아프다고 하니 매일 마사지해 주시는데 어쩔 땐 울컥 눈물이 날 정도로 고맙고 따뜻한 마음이 들었다.

그리고 상담실의 실장님과 복지사 선생님의 친절함은 입원 전에 처음 전화 걸어 이것 저것 물어봤을 때 느꼈던 친절함보다 몇 배로 크게 느껴졌다. 그분들은 친해지면 친해지는 만큼 더 큰 친절을 베풀어 주셨다. 암에 대한 여러 가지 정보

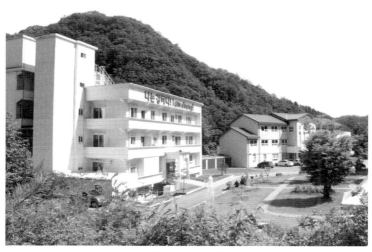

8월의 요양병원 전경

나 나라에서 암환자를 위해 제공되는 여러 가지 제도에 대한
정보를 주시곤 했다.

암환자 전문 요양병원에서의 힐링은 다른 것이 아닌 마음
이 따뜻해지는 힐링인 것 같다. 암스트롱요양병원에 오지 않
았다면 이 따스함을 느끼지 못한 채 혼자 견뎠어야 했을 것
을 생각하니 눈앞이 깜깜하며 "지리산에 가지 않고 진작에
여길 왔어야 했는데" 라며 후회했다.

다른 사람들은 나와 같은 실수를 범하지 않고 먼저 요양병

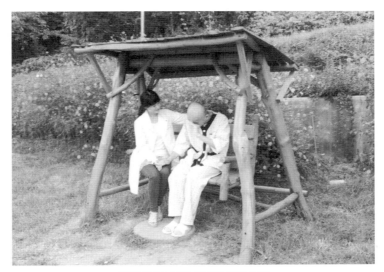
심리적으로 많은 치유를 받은 필자

원의 도움을 받았으면 좋겠다. 좋은 환경과 좋은 직원들, 그리고 좋은 사람들로 인해 나는 행복하다.

긍정적인 마인드로
새로운 사람으로 거듭날
힘을 얻다

- 식도암 극복 체험 수기

_ 정지훈(가명)

정신적인 황폐가 육체적인 고통보다 더 힘들어……. 8월 4
일 건강 검진에서 식도암 진단을 받고 정신적인 공황 상태가
나를 힘들게 했다.

육체적인 고통보다 정신적인 황폐함과 우울감이 외로움과
함께 마음을 갉아먹기 시작한 것이다. 그때 안식구의 친구가
암환자들이 많이 입원한다는 암 전문 암스트롱요양병원을
소개해 주었고 입원하기로 결정하였다.

순박한 환우들과 푸른 풍경 속의 맑은 공기.

병원에 와 보니 맑고 깨끗한 공기와 잣나무, 도토리나무가
지천으로 널려 있는 강원도 산!! 암 전문 요양병원의 환우들
이 개척했다는 등산로가 우선 마음에 들었다.

하루, 이틀 생활하며 보니 암과 싸우는 환우들이 너무 순
박하고 착하다는 걸 알게 되었다.

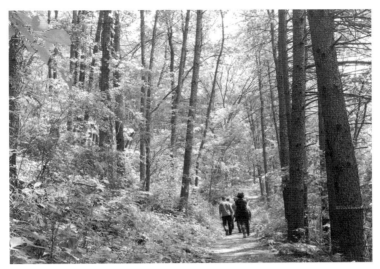

피톤치드가 가득한 요양병원의 숲

　1인실 병실을 쓰고 싶었으나 4인실에서 생활하며 다른 병
실로 옮길 수 없을 만큼 룸메이트들과 정이 들기도 했고, 간
호사들은 착하고 친절했으며 모두가 환자를 정성으로 섬기
는 마음으로 무장되어 있었다.

　다양한 프로그램들과 보살핌으로 마음의 안정과 육체의
건강 영위.

　새벽 다섯 시에 기상하여 산책·체조·웃음 치료 등을 환
우들이 자율적으로 시행하였고, 식사 후엔 몇몇 멤버와 함께
두 시간 등산 후 점심 식사, 오후엔 한방 치료 등으로 몸이
나날이 좋아졌다.

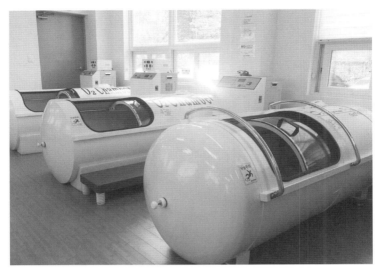

요양병원의 고압 산소 치료기

    고압 산소 · 헬스트론 · 안마기 · 족욕 등의 치료가 다양하게 자율적으로 이루어졌으며 원장님의 침과 뜸, 헌신적인 간호사들의 보살핌과 정성으로 육체의 건강을 찾으며 내 나름대로의 공동체 생활이 영위되고 있는 곳이 바로 이 병원이었다.

    마음까지 치유하여 새로운 사람으로 거듭나는 힘!

    암과 싸워 이길 수도 있다는 힘과 믿음을 주는 암스트롱요양병원의 엄청난 힘은 수많은 환우들을 보살피는 요양병원의 모든 구성원들의 사랑과 믿음에서 나오는 것으로 여겨진다.

씩씩하게 방사선·항암 치료·수술 등의 치료를 이겨 내고 긍정적인 마인드를 지니는 새로운 사람으로 거듭날 힘을 이 병원에서 얻고 퇴원하게 되었다.

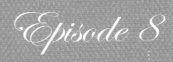

Episode 8

감사의 약과 천국 생활

– 유방암 극복 체험 수기

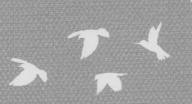

우수상_ **한연화**

2015년 12월 2일.

친정어머니를 모시고 1남 7녀의 부부가 4박 5일 동안 대만 여행을 다녀온 날 오후 나는 여행으로 인한 피로를 풀기 위해 매주 사우나에 가서 그곳에서 일하는 언니한테 전신 마사지를 받던 중에 때를 미는 언니로부터 오른쪽 가슴에 콩알만 한 것이 잡힌다고 병원에 가서 한 번 검사해 보라는 말에 아무런 의심 없이 며칠 뒤인 12월 7일 유방 외과에 가서 초음파 검사를 했다.

의사 선생님께서 뭐가 보인다고 의심스럽다면서 조직 검사를 해 보자고 권유했다.

조직 검사를 하고 1주일 뒤에 결과를 보러 오라고 했다. 그런데 12월 13일 병원으로부터 보호자와 같이 내일 아침 9시까지 오라는 전화를 받고 가슴이 쿵 하고 내려앉는 것을 느

껐다. 나는 좋지 않은 결과라는 것을 직
감했다.

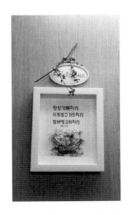

　다음 날 아침 두려운 마음을 다잡고
아침에 일찍 남편과 같이 병원으로 갔
다. 남편과 나는 아무 말 없이 착잡한
마음과 표정으로 내 이름을 부르기를
기다렸다.

　드디어 원장님의 말씀을 듣는데 오른쪽 유방과 왼쪽 유방
에 모두 혹이 있으니 큰 병원으로 가 보라고 하면서 진료 의
뢰서를 써 주었다. 나는 단단히 각오하고 갔던 터라 선생님
의 말씀을 담담하게 받아들였다. 말 없이 흘러내리는 눈물을
감추고 병원을 나선 시각이 9시 30분쯤이었는데 잿빛 하늘
이었다.

　나는 그날 아침의 하늘을 결코 잊을 수가 없다. 어찌나 짙
은 잿빛이었던지 51년 동안 살면서 그런 하늘은 처음이었다.
그날의 날씨가 어찌나 내 마음과 똑같은지 마치 내 마음을
보는 것 같았다.

　나는 설마 내가 암에 걸렸겠나 하고 걱정했는데 그것이 내
게 찾아왔다. 암이 피해 가기를 간절히 기도했지만 하나님은
너무 쉬는 날 없이 앞만 보고 열심히 살아온 나에게 암이라

는 선물을 주면서 쉬어 가라고 하는 것이었다. 평소에 열심히 신앙 생활을 해 오던 나는 주님 앞으로 더욱 간절히 나아가기 시작했다.

12월 14일 목요일 저녁 나는 착잡한 마음으로 아무도 없는 교회의 기도실을 찾았다.

철야 예배 시간에 자주 앉던 앞자리에 앉아서 눈물 콧물을 뿌려 가며 회개 기도를 한참 하는데 기도는 감사의 기도로 이어졌고 감사의 기도는 감사의 찬양으로 이어졌다.

그렇게 2시간이 넘도록 기도를 하고 나니 맘이 한결 가벼워졌다.

사무실에서 같이 근무하던 친구는 항상 과로하는 나를 보면서 "야, 그러다가 한 방에 훅 간다!"라고 하며 브레이크를 걸어 주었지만 나는 "죽으면 썩어질 몸"이라고 하며 쉼 없이 논 스톱으로 달려 왔다.

쉼 없이 달리던 나는 드디어 갑상선에 15프로 정도 되는 종양과 유방암 앞에서 페달을 멈추었던 것이다.

얼마나 교만 덩어리였는지 생각만 해도 지혜롭지 못하고 무식하게 앞만 보고 살아온 것 같아 내 자신한테 너무나 미안했다.

여러 가지 수술을 위한 검사를 하고 드디어 2016년 1월 7일 강북삼성병원에서 수술을 했다.

나에게 삼성의료원과 강북삼성병원 중에 어느 병원에 갈지 사무실의 지점장님께서 병원을 소개하며 선택하라고 했다. 이때 나는 삼성의료원을 선택하지 않고 강북삼성병원으로 가겠다고 했다.

병원의 선택은 중요했다. 삼성의료원에는 전국에서 나보다 더 훨씬 중증 환자들이 많을 것 같았다. 유방암 1기였던 나는 환자 취급을 제대로 받을 수 없을 것 같아서 강북삼성병원에 가겠다고 했다. 지금 생각해도 나는 병원 선택을 참 잘 했다고 생각했고 매우 만족한다.

유방갑상선 센터장이며 세계 유방학회 회장이신 박찬흔 교수님께서 아주 만족스럽게 수술을 해 주셨고 사후 관리도 잘 받고 있는 중이다. 수술하고 나서도 나는 20일 동안 입원하고 더 이상 수술 부위를 치료할 것이 없어서 퇴원을 했다. 담당의 선생님들과 간호사 선생님들도 매우 만족스럽게 불편함 없이 잘 해 주셔서 새삼스럽게 감사한 맘이 든다.

선생님들과의 좋은 관계와 신뢰는 몸을 회복해 가는데 아주 큰 도움이 되는 것 같다.

가급적이면 나는 매사에 불평 불만보다 감사하는 마음과 긍정적인 생각을 한다.

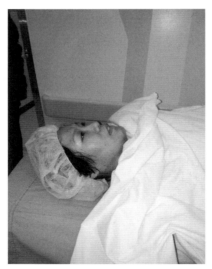

수술 후 회복실을 나오는 필자

6개월에 한 번씩 가서 체크를 받을 때는 나보다 교수님께서 더 만족해하시는 얼굴을 보면서 나는 감사한 마음으로 돌아온다.

여기서 다시 한번 수술을 위한 검사 과정으로 되돌아가 짚어 보고자 한다. 강북삼성병원에서 양쪽 가슴과 갑상선을 검사하는 데 오른쪽 가슴에 작은 것이 2개 있어서 모두 절제를 해야 한다고 했다. 왼쪽 가슴에도 근종이 있는데 수술할 때 조직 검사를 해서 왼쪽 가슴도 모두 절제를 해야 할지 모른다고 했다. 갑상선에도 종양이 있는데 15프로 정도 의심되는 것이 있는데 계속 관찰하기로 하고 양쪽 가슴만 수술하기로 결정되었다. 나는 모든 것을 하나님께 맡기고 모든 과정들을 담담하게 받아들였다.

모든 수술 준비가 끝나고 2016년 1월 7일 첫 타임에 수술에 들어갔다. "두려워하지 말라. 내가 너와 함께함이라 놀라지 말라. 나는 네 하나님이 됨이라. 내가 너를 굳세게 하리라. 참으로 너를 도와주리라. 참으로 나의 의로운 오른손으로 너를 붙들리라"라는 말씀을 붙들고 기도하며 수술에 임했다. 오후 4시경에 차가운 수술실에서 나와 회복실에서 싸늘함을 느끼며 마취에서 깨어났다. 나는 이때 살아 있음에 감사했다.

그렇게 수술을 하고 20일 동안 하루하루 감사한 마음으로 병원 생활을 했다. 교회의 식구들이며 지인들이 걱정하며 병문안을 왔을 때도 내가 너무 잘 지내고 있는 것을 보고 오히려 병문안 온 사람들이 위로를 받고 가기도 했다. 그리고 회복도 빠르게 진행되었다.

입원 중에 에피소드도 있었다. 담당의 선생님께서 수술 부위를 치료하러 오셔서 더 이상 치료하지 않아도 된다고 소독할 것도 없다고 하는 데도 나는 '옥도정기라도 발라 달라고 응석을 부렸다. 그러면 담당 의사 선생님은 웃으시면서 소독을 해 주셨다.

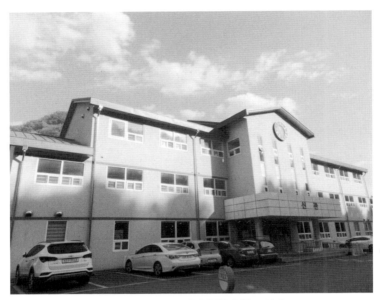
고급스러운 황토병실의 친환경 황토 신관

그렇게 병원 생활을 잘 하고 한 달 후에 4차례의 항암 치료가 시작되었다. 병원에 입원했을 때 옆방에 있던 언니가 암스트롱요양병원에 입원해 있으면서 방사선 치료를 받는다고 해서 나는 암환우들을 위한 전문 요양병원이 있는 것을 처음 알았다.

병원의 카탈로그를 보여 주며 유기농으로 채소들을 재배해서 음식을 마련해 주며 주변 산책로들이 아주 잘 되어 있다고 했다. 무엇보다 아침 저녁으로 예배가 있다는 소리에 항암 치료 중에는 무조건 암스트롱요양병원에 입원을 해야

겠다고 생각했다. 수술을 하고 항암 치료를 기다리면서 친구랑 요양병원에 답사를 갔다.

요양병원을 처음 방문했을 때 큰 기대를 하고 갔던 터라 큰길에서 3킬로미터나 들어간 산 속에 위치한 암스트롱요양병원의 주변 환경 및 맑다 못해 달콤한 향기가 나는 공기에 나는 홀딱 반했다.

항암 치료가 얼마나 힘든 것인지 아무것도 모르고 첫 번째 항암 치료를 하고 나는 여행 가는 기분으로 가방 두 개에 짐을 챙겨 가평역에서 15분 거리에 있는 춘천시 서면 율장길 328. 암스트롱요양병원에 혼자 입원을 했다. 복지사 선생님은 나에게 혼자 왔느냐고 의아한 듯 질문을 했다. 남편과 큰딸이 같이 온다고 하는 걸 나는 필요 없다고 하면서 혼자서 씩씩하게 왔던 것이다.

잘 먹어야 된다는 주변 사람들의 이야기에 병원으로 오는 길에 혼자서 등심을 사 먹고 음악을 크게 틀어 놓고 운전대를 잡고 몸을 흔들며 콧노래를 부르며 요양병원에 입원한 사람은 아마도 대한민국에서 아니 세계에서 나뿐일 것 같다. 자유가 이런 것인가 할 정도로 나는 암을 핑계삼아 장기 휴가를 받은 마음으로 그렇게 입원했다.

상대적으로 얼마나 바쁜 생활을 했으면 암이 걸렸는데도

일하지 않고 쉰다는 생각에 그렇게 들뜬 마음으로 왔을까 싶다. 내가 생각해도 단순하기 그지없는 것 같다.

아니 좀 모자라는 것 같다.

지금 생각해 보면 이 모든 것이 다 하나님의 은혜였던 것이다.

암으로부터 자유를 보너스로 주셨던 것이다.

그저 오직 감사할 뿐이었다.

206호실의 이야기

그렇게 나는 2016년 2월 27일 토요일 암스트롱요양병원 신관의 206호실에 입원을 했다.

그날 저녁부터 바로 교회의 맨 앞자리에 앉아서 저녁 예배를 드리고 성가대에 들어가고 성가대 연습을 했다. 설레이는 마음과 편안한 맘으로 암스트롱에서의 첫날밤을 지냈다.

다음 날 주일 예배를 드리고 나오는데 함박눈이 펑펑 쏟아지고 있었다.

아~~

이게 또 무슨 특별 보너스인가 싶었다.

하나님께서 입원 축하 파티를 해 주시는 것 같았다.

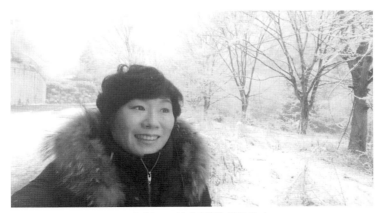
주님의 높고 위대하심을 찬양하며

나는 함박눈을 맞으며 병원 주변을 산책하면서

"주 하나님 지으신 모든 세계 내 마음속에 그리어 볼 때
하늘의 별 울려 퍼지는 뇌성 주님의 권능 우주에 찼네.
주님의 높고 위대하심을 내 영혼이 찬양하네.
주님의 높고 위대하심을 내 영혼이 찬양하네…."

이 찬양을 혼자 뽐내며 부르다가 너무 감사하고 행복한 그 순간을 남겨 놓고 싶어서 셀카도 찍고 동영상도 찍으며 하나님께서 베풀어 주신 잔치를 마음껏 즐기며 행복한 주일을 보냈다. 지금 생각해도 나는 그때를 결코 잊을 수가 없다. 진정한 감사와 행복은 그때를 두고 말하는 것 같았다.

8. 감사의 약과 천국 생활 – 유방암 극복 체험 수기

그렇게 206호실에서의 생활이 시작되었다. 이종교 언니와 2인실 룸메이트로 지내면서 친언니와 동생처럼 때로는 친구처럼 잘 지냈다.

매일 있는 새벽 예배와 저녁 예배는 내가 다시 새롭게 하나님을 만나는 장소가 되었다. 홍사무엘 목사님의 은혜의 말씀과 맨 앞자리에 앉아 주님의 은혜를 사모하는 내 마음은 늘 하나가 되어 예배 시간은 성령이 충만하였다.

나중에 알고 보니 내가 앉아서 예배 드리는 자리는 재단 이사장님인 장로님이 주일날마다 앉으시는 복된 자리였다.

오직 감사할 뿐이었다.

암에 대해서 아무것도 모르는 나는 위암인 종교 언니와 옆방의 언니들로부터 많은 도움을 받았다. 항암 치료를 하고 와서 3~4일 지나니 입맛이 조금 없어지는 듯하며 기운이 조금 떨어지는 것 같았다. 항암 치료의 첫 맛을 보는 것이었다. 입맛이 없을 때는 언니들이 이것 저것 챙겨주며, 주사도 어떤 것을 맞을지 다 알아서 이야기해 주어서 그런대로 잘 지냈던 것 같다.

모든 것이 감사할 뿐이었다.

그런데 항암 치료를 하고 온 지 13~14일 정도 되니까 나

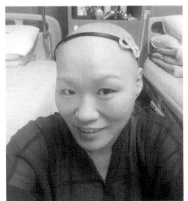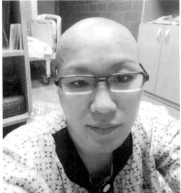

암스사 큰스님으로 변신한 필자

에게도 첫 관문이 들이닥쳤다. 머리카락이 한 움큼씩 빠지는 것이었다. 쓸쓸한 마음은 결코 피해 갈 수 없었다. 너무 많이 빠져서 작은딸이 병원으로 찾아와 함께 가평의 한 미용실을 찾아갔다.

마침 병원에서 안면이 있던 여사님이 머리를 밀고 있었다. 남자 원장님도 머리가 없는 분이라 다른 때는 모자를 쓰고 있었는데 그때는 그 여사님을 배려해서 모자를 벗고 머리를 밀고 있었다. 내 마음이 전라도말로 좀 거시기 했는데 두 사람을 보니까 좀 편해졌다.

내가 눈물을 보이면 작은딸의 마음이 아플까 봐 나는 더 씩씩하게 두 눈을 딱 감고 시원하게 밀어 달라고 원장님께 말했다.

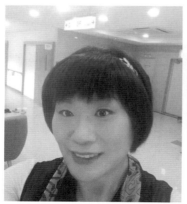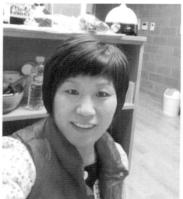

난생 처음 가발 쓴 필자

나도 여자인데 왜 속상하고 마음이 아프지 않았겠느냐마는 나는 마음 속으로 눈물을 흘렸다. 딸에게 눈물을 보이지 않으려고 애써 농담을 하며 마음을 다잡았다. 원장님의 한 마디 "두상이 아주 예쁘십니다." 다 민 것이었다. 두 눈을 떴다. 나의 한 마디 "아~~ 진짜 예쁘네요." 하며 웃음으로 눈물을 감추었다.

나는 머리를 미는 순간 나의 주특기인 긍정적인 마인드로 나를 컨트롤하며 다시 돋아날 머리를 상상하며 머리를 민 기념으로 딸이 좋아하는 닭갈비를 먹으러 갔다.

그 뒤 나의 별명은 암스트롱요양병원의 첫 글자를 딴 '암스사' 큰스님이 되었다.

머리카락이 있고 없는 것은 차이가 많이 나는 것 같다.

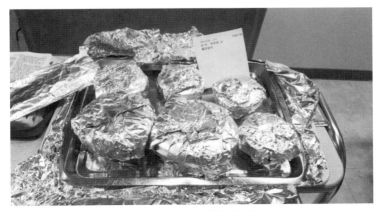

요양병원의 살균 처리된 일용 양식

이제 민머리도 가발도 추억거리가 된 것 같다.

이제 추억이 되어 버린 색다른 추억에 감사할 뿐이다.

머리를 밀고 난 후 본격적인 항암 치료 후유증이 나타나기 시작했다.

속이 메슥거리고 입맛이 없고 몸이 자꾸 축축 처지며 기운이 없었다.

두 번째 항암 치료를 받으려고 했을 때는 호중구의 수치가 너무 많이 떨어져서 무균실로 격리되기도 했다.

무균실에서의 식사는 완전 살균되어 식판 전체가 호일에 싸여서 나왔다.

나는 항암 치료에 지기 싫어서 계속적으로 마인드 컨트롤

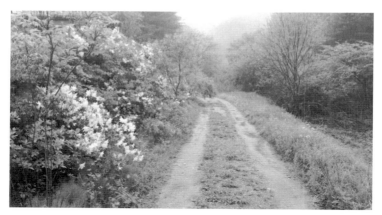
구름과 함께 걷던 산책길

을 하며 요양병원에 있는 한방통합센터에서 통합면역관리를 하고 비타민주사와 단백질주사 그리고 면역력을 높이는 주사들을 맞으며 잘 이겨 나갔다. 잘 가꾸어져 있는 산책로인 풍욕장 가는 길, 바울 농장 가는 길, 개울길, 구름이 가는 길을 걸으며 열심히 운동을 하고, 잣나무 숲 속 아래에 있는 풍욕장에서 풍욕을 하고 아침 저녁으로 예배와 기도와 말씀 읽기를 게을리 하지 않았다.

산책길은 항상 웃음꽃이 피었다. 같이 가는 언니들과 개그를 하면서 우리는 배꼽을 잡는 일이 허다했다. 산책을 할 때나 운동하면서 부르는 감사 노래도 있었다.

"감사 감사 예수

감사 감사 예수

감사 감사 예수 내 맘에~~

감사 감사 예수

감사 감사 예수

감사 감사 예수 내 맘에~~

할렐 루야!!

감사 감사 예수

감사 감사 예수

감사 감사 예수 내 맘에~~

감사 감사 예수

감사 감사 예수

감사 감사 예수 내맘에~~."

새벽을 알리는 닭 울음소리와 새들의 지저귀는 노랫소리로 매일 아침을 밝혀 갈 때 2016년의 봄은 그렇게 오기 시작했다.

봄에 돋아나는 새싹들과 봄나물들을 보는 것만으로도 행복했다.

그럴 때마다 나의 건강도 좋아져 가는 것을 느꼈다.

파릇파릇 새쑥이 돋아날 때 쑥을 캐 떡을 해서 간식으로 먹기도 했다.

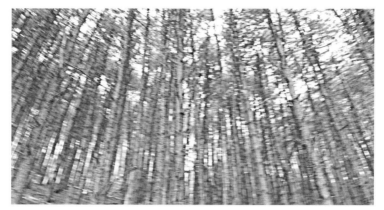

풍욕장 가는 길의 잣나무숲

청정 지역인 병원 근처의 양지바른 곳에서 캔 쑥은 완전 무공해로 만든 자연이 주는 명약이었다. 하루하루 푸르름을 더해 가는 풍욕장 가는 길의 잣나무 향기를 비롯해서 산책 가는 길은 행복한 길이었고, 감사의 길이었고, 건강의 길이었다.

그렇게 자연이 주는 아름다운 환경에서 나는 세상에서 찌들고 힘들었던 나의 영과 혼과 육에게 진정한 쉼을 주면서 하나님께서 주신 특별 휴가를 마음껏 즐겼다.

이 모두가 조건 없이 주시는 하나님의 넘치는 은혜였다. 이렇게 나는 매일같이 감사의 약을 처방받으면서 206호실에서 참 즐거운 시간들을 보냈다.

그렇게 206호실에서 4차례의 항암 치료를 주님의 은혜 가운데서 잘 마칠 수 있었다.

307호실의 이야기

항암 치료를 받는 3개월 동안 206호실의 2인실에서 보내고 나는 여름이 시작될 무렵 307호실의 6인실로 병실을 옮겼다. 항암 치료를 끝내고 좀 더 적극적으로 회복을 위하여 운동과 치료를 했다. 후유증으로 나는 다리가 많이 아팠다.

호르몬 때문에 땀이 비 오듯이 날 때나 또 잠이 오지 않을 때는 자다 말고 병원의 복도 의자에 앉아서 부채질을 하며 밤을 지새울 때도 많았다. 무더운 날씨 가운데서도 온열 치료가 좋다고 해서 나는 고주파 온열암 치료를 1주일에 2회씩 하고 건강에 좋다는 주열기를 비롯해서 온갖 의료용구도 많이 샀다.

나는 병원 앞산의 산행도 틈나는 대로 했다.

다인실에 있다 보니 다양한 사례들을 들을 수 있었다.

내가 처음 입원했을 때는 재발과 전이가 대다수였다.

몇 달이 지나니까 원발암 환자들도 점점 늘어나기 시작했다.

요양병원에 있으면서 그리고 다인실에 있으면서 암이 만

만한 놈이 아니라는 것을 조금씩 직간접적으로 경험하기 시
작했다. 다양한 사례들을 살펴보면 암스트롱요양병원에서
수술 후 관리를 잘 할 수 있게 해 주신 주님께 진정으로 감사
했다.

퇴원 후의 생활

그렇게 퇴원을 하고 나는 본격적인 건강관리에 들어갔다.
노원구 상계동 수락산 자락에 있는 우리 아파트는 운동하기
에는 아주 좋은 조건이었다. 아파트에서 1~2분 거리에 바로
수락산 진입로가 있어서 매일 아침 1시간 30분에서 2시간 정
도 둘레길을 걷기도 하고 산행을 하기도 했다. 울긋불긋 예
쁘게 차려 입은 가을을 맞이한 수락산의 풍경은 매일같이 내
눈을 호강시키며 감탄하게 해 주었고 서울 도심이 내려다보
이는 전망은 나의 마음을 탁 트이고 시원하게 해 주었다. 그
리고 매일 유투브를 통하여 찬양을 듣고 훌륭하신 목사님들
의 말씀을 한 편씩 들었다.

그 시간은 유일하게 주님을 만나는 시간이었고 감사의 시
간이었다. 그렇게 주님께서 나와 동행해 주실 때 다람쥐들이
나와서 친구가 되어 주기도 하고 시원한 바람은 귓전을 스치
며 반갑다고 자주 인사를 하고 가기도 했다. 그렇게 자연과

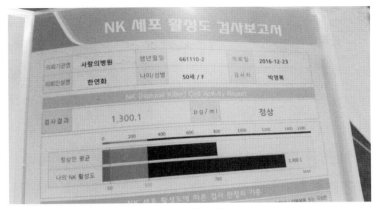

필자의 NK세포 검사지

벗하는 시간을 가지며 1주일에 1회씩 온열 치료를 받으러 다녔다. 몸 속 깊숙이. 뼛속까지도 열을 넣어 주는 주열 치료였다. 족욕에 이어서 머리끝에서 발끝까지 주열 치료를 하고 나면 몸과 마음은 최상의 컨디션으로 날아갈 것처럼 가볍고 시원했다. 그리고 음식은 가급적 유기농으로 저염식과 고단백 식품을 먹으며 건강보조 식품들로 부족한 영양소들을 채웠다. 그렇게 약 4개월을 영과 혼과 육을 잘 관리하고 2016년 12월 23일 분당 사랑의 병원에서 면역 검사를 받았다.

면역 검사에서 NK세포의 수치가 정상인의 평균수치가 800인데 나는 1,300.1이 나왔다. 원장님께서 결과를 보시고 도대체 무슨 짓을 했느냐고 웃으시며 물어보셨다. 사랑의 병원에서 지금까지 나처럼 좋은 수치가 나온 적이 없다고 감탄

8. 감사의 약과 천국 생활 – 유방암 극복 체험 수기

해하셨다.

그런데 다시 나에게 문제가 찾아왔다. 여러 가지로 너무 무리한 탓인지 유방암 발견 시 약 15프로 정도 의심이 되었던 갑상선이 6월 말 정기 검진에서 갑상선암으로 판정이 났다. 유방암에서 전이도 재발도 아닌 또 다른 원발암이라고 했다. 0.5밀리미터 크기의 종양이 0.7밀리미터로 커졌다고 수술을 해야 된다고 했다. 늘 신경 쓴다고 했지만 결국 나에게 또 반갑지 않은 소식에 가슴이 덜컹 내려앉는 소식을 안고 나는 주열 치료를 계속 받고 있던 박수란 교수님께 전화를 했다.

자연치유를 하시는 분이라 수술을 권유하지 않으셨다. 간단한 수술이라고는 하지만 갑상선의 중요성을 다시 한번 알 수 있는 시간을 가졌고 주치의는 수술을 하자고 했지만 나는 수술을 하지 않고 영양 요법과 온열 요법으로 치료를 한 번 해 보자고 하시는 박 교수님의 말씀에 따라 7개월 프로그램으로 A사의 건강보조 식품으로 세포 살리기와 온열 요법과 그리고 고기를 끊고 잡곡밥을 따로 해서 먹으며 식이 요법을 하며 요양병원에서 좋은 산소와 여러 가지 면역 요법과 운동으로 7월부터 바로 실천에 들어갔다.

나는 무엇보다도 매일같이 새벽 예배와 저녁 예배에서 하루에 3시간 이상 집중적으로 하나님께 기도하며 더 깊은 영성으로 들어갔고 나의 영과 혼과 육은 암으로부터 자유함을 얻었고 지난 12월 검사에서 유방암은 완전히 깨끗했고 갑상선의 종양은 그대로 있는 상태지만 앞으로 분명히 완치될 것을 확신하였다. 무엇보다 체중면에서 우리 암환자들은 과체중은 좋지 않다고 했는데 항암 치료를 하면서 키가 165센티미터에 체중이 70킬로그램까지 최고점을 찍었던 나는 58킬로그램으로 정상 체중을 유지하며 몸과 마음을 가뿐하고 평안하게 유지하며 천국과 같은 생활을 하고 있는 중이다.

그럼 이제 왜 천국과 같은 생활인지 308호실의 이야기에서 말하고자 한다.

308호실의 이야기

요양병원의 본관 308호실에서의 추억은 나의 삶의 일기에 오랫동안 기억되어질 것으로 생각한다. 308호실 터줏대감 인순 언니는 자궁·복막·폐 등으로 암이 전이되어 2016년에 6개월 시한부 생명을 선고받았는데 지금까지 복부에 있던 것도 없어지고 건강하게 아주 잘 지내고 있으며 함께했던 애숙 언니·영숙 언니·미숙이·예진이 그리고 지금 함께하고 있는 옥화·선정·봉순 언니·인순 언니와 함께 정말 즐

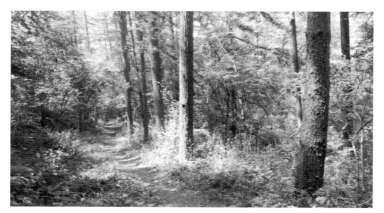

요양병원의 풍욕장 가는 길

겁게 신나게 재미나게 행복하게 우리들만의 일기를 써 나가고 있다.

작년 여름에는 병원에서 우리 환우들에게 텃밭을 조금씩 분양해 주어서 텃밭에 여러 가지를 심어서 직접 농사를 지었다. 방울토마토·오이·가지·치코리·상추·고추·고구마를 심고 미나리밭도 만들어서 새벽 예배와 저녁 예배가 끝나고 나면 텃밭에 가서 여러 먹거리에 물을 주고 풀도 뽑아 주고 사랑을 듬뿍 주고 수확을 해서 서로 나누어 먹으며 즐거움을 더했다. 애숙 언니와 인순이 언니는 텃밭 농사를 아주 잘 지어서 우리들의 입을 즐겁게 해 주었다. 우리 방은 화기애애 그 자체였다.

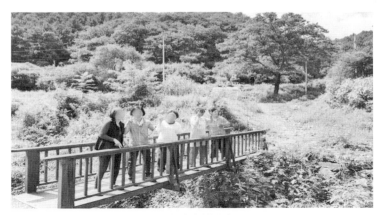
네가 있어 행복해

웃음이 떠날 날 없이 방에서는 늘 즐거웠다. 애숙 언니를 골려 먹는 재미도 쏠쏠하고 맛있는 것들을 반찬으로 만들어 먹을 때도 더 건강해지는 느낌을 받았다. 항암 치료를 하는 식구들에게는 더 많은 배려를 해 주며 서로 도와가며 힘든 부분들을 나누는 모습은 참 아름답다. 애숙 언니는 작은 것까지도 참 잘 챙기며 많은 사랑을 나누어 주어서 고마웠다.

특히 요양병원의 봄은 가는 곳마다 더욱 싱그러움으로 우리들을 맞이해 준다. 풍욕장은 암스트롱병원의 명소 중의 명소다. 15분에서 20분 가량 개울을 끼고 잣나무가 울창한 오솔길을 걷다 보면 세상의 시름을 다 잊게 된다.

다람쥐들이 노는 모습과 여러 새들의 울음소리·물 소

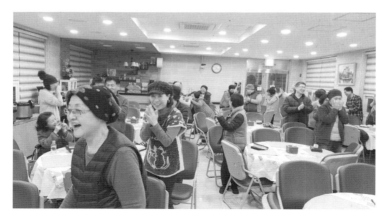
수요 예배 후 웃음 치료 시간

리·파릇파릇 솟아나는 푸른 나뭇잎들은 우리들에게 매일매일 새 생명을 선물해 준다. 거기에다 시원한 바람이 우리들 곁에 불어와서 친구해 줄 때면 천국이 따로 없다. 행복 그 자체다. 우리들은 아침 회진이 끝나는 10시에서 10시 30분쯤이면 삼삼오오 풍욕장의 끝자락에 모여든다. 그러면 또 한바탕 진풍경이 이루어진다.

핸드폰의 음악을 틀어 놓고 긴장을 풀고 춤을 추고 노래하며 배꼽을 잡는다. 때로는 스트레칭도 하고 몸을 흔들기도 하고 소리 높여 주님을 부르며 기도도 한다. 무슨 짓을 해도 그 누구에게도 제재를 받지 않는 우리들만의 작은 천국이 바로 풍욕장이다.

이 모든 것들이 세상에서 맛보지 못한 특별하신 하나님의 사랑이라는 것을 나는 잘 알고 감사한다.

요양병원에 입원하여 15개월 동안에 나는 매일매일 새벽마다 감사의 약을 처방받았다. 매일매일 주시는 생명의 말씀과 하나님의 은혜는 돈으로 환산할 수 없지만 약값은 만 원만 내라고 나의 주치의께서 말씀하셨다. 그렇게 주님은 매일 새벽 기도를 통하여 순수하게 나를 위한 감사헌금을 하게 하시면서 나의 영과 혼과 육을 강건함으로 세워 주시며 암으로부터 자유함을 주셨다.

감사할 뿐이다.

영과 혼과 육에 특별한 쉼을 주신 주님께,
말씀의 맛, 기도의 맛, 찬송의 맛을 주시며
더 깊은 영성으로 나를 만나 주시고,
훈련시켜 주신 주님께,
아름다운 믿음의 동산에서
천국 생활을 하게 해 주신 주님께,
치병할 수 있는 시간들을 허락해 주신
완전하신 하나님께 감사와 영광을 올려 드립니다.

이 글을 읽는 모든 환우들이 이제 투병을 하는 것이 아니라 있는 곳에서 자신들의 천국을 만들며 치병을 통하여 꼭 암으로부터 승리자의 삶을 살아 낼 수 있기를 바랍니다. 임마누엘의 주님의 은혜가 함께하기를 기도하며 대한민국의 모든 암환우들의 빠른 쾌유를 기도하며 성령께서 환우들을 위한 중보기도 중에 허락하신 자작곡을 드리며 이 글을 맺고자 합니다.

감사합니다~~.♡♡

임 마 누 엘

임마누엘~~.

임마누엘~~.

임마누엘 하나님.

임마누엘 하나님.

참 좋으신 하나님.

임마누엘 하나님.

임마누엘 하나님.

나의 구주 임마누엘.

언제나 은혜의 선물로

나와 함께하시고

감사 찬양 영광으로

기뻐 소리치며

임마누엘 하나님.

임마누엘 하나님.

그 주님을 찬양합니다.

임마누엘~~.

개인보험에 가입한 분들은 요양병원을 적극 권장합니다

– 유방암 극복 체험 수기

우수상_ **이정자**

2017년 자기진단으로 인하여 초음파 검사를 급하게 의뢰하게 되었다.

나는 평소 일 년에 한 번씩 초음파 검사를 해 왔었기에, 유두에 딱딱한 혹이 잡혀 있어도 그다지 겁을 먹거나 두렵지는 않았다.

갑상선의 양쪽과 유방, 자궁에 혹이 있었고, 별다른 이상이 없었기에 잘 지내 왔는데, 엄청난 스트레스로 인하여 양성이 악성으로 변형이 되었을 뿐이었다.

나는 올 것이 왔다는 생각에 덤덤한 마음으로 초음파 담당선생님한테 갔더니, 아니나 다를까 악성일 가능성이 높다고 하시면서 서울대 병원에 예약을 바로 잡아 주시는 것이었다.

2월 중순경 서울대 병원의 노동영 교수님을 찾아갔다.

노동영 교수님이 아니면 절대로 안 된다고 고집을 피우라고 알려 주시기에, 시키는 대로 노동영 교수님이 아니면 다른 병원으로 가겠다고 했더니, 바로 예약을 잡아 주셨다.

조직 검사 결과 유방암 2~3기로 판정이 났으며, 완전 절제를 하신다고 하시기에, 아무런 조건 없이 선생님의 의견에 따르겠다고 하고서 진행 과정을 설명해 달라고 했다.

여동생도 유방암으로 1차 수술, 2차 재발하여 수술, 3차 또 재발했으나 수술을 거부하고 침대에서 죽기 싫다고 해서 자연 요법으로 살만큼 살다가 가자고 의견이 모아져서 그렇게 하기로 했다고 말씀드렸더니 그 순간 의사는 여동생을 원시인 취급을 했다.

우리는 마음껏 돌아다니면서 많이 먹고, 구경하고, 마지막으로 동부시립병원에 11개월을 입원해서는 원 없이 웃고 신나는 나날을 행복하게 보냈다.

그런 경험이 있었기에 나에게 찾아온 암은 그다지 두려운 존재는 아니었다.

의사 선생님은 항암 치료부터 하자고 하신다. 8차를 하는데, 4차까지는 그리 힘들지 않는다고 하시고, 5차부터는 좀 힘들 거라 하셨다.

다행히도 모두가 의료보험이 되는 거라 병원비의 걱정은 하지 않아도 되었다.

다른 친구는 나와 같은 암 종류인데, 조직 검사 결과 세포가 다른 거라서 항암 주사 1대 맞는데 600만 원이라고 한다.

　나는 만 원도 안 되는 금액이고 그 친구는 1대에 600만 원의 항암주사를 여섯 번을 맞고 수술을 해야 했다.

　수술 일정을 잡아 놓고 그 즉시 운영하고 있던 회사를 아들에게 넘겨 주고 요양병원에 입원 수속을 하였다.

　서울대 병원에서는 내가 항암 치료를 시작하면 구토와 머리카락이 빠지고, 손톱이 까맣게 변하고 밥을 먹지 못할 거라고 했다.

　3월 15일 요양병원에 입원하여 고주파 · 자닥신 · 셀레나제 · 압노바 등 모든 치료 과정을 진행하였다.

　병원의 1인실을 사용했고 실손보험과 개인보험이 있었기에, 아무 걱정 없이 치료를 받았다.

　1차 항암 주사를 3월 25일경에 맞았다. 일주일 정도 되니까 머리카락이 한 주먹씩 빠지기 시작하는 것이었다.

　지인에게 부탁하여 요양병원으로 와서 머리를 빡빡 밀어 달라고 했더니 아침 일찍부터 와서 깨끗하게 밀어 주셨다.

　모든 과정이 긍정적이었고 순조롭게 진행되었다.

　하루에 만 보를 걸었고, 고구마와 감자를 쪄서 다른 환자들에게 아침과 새벽마다 방으로 갖다주곤 했다.

　암스트롱요양병원에서 시키는 대로 치료를 받았더니, 머

리카락 빠지는 것 말고는 아무런 증상이 없었다.

나는 잘 먹고, 운동도 열심히 했고, 다른 환자들의 상담도 많이 해 주었다.

항암주사를 맞으러 가기 전에 셀레나제를 여러 개 먹었고, 면역주사를 맞고 항암 치료를 했더니, 아주 씩씩하게 잘 견딜 수 있었다.

암환자는 첫째가 안정이었고, 둘째는 제대로 된 치료가 아주 중요하다는 것을 동생을 치료할 때 알고 있었기에 나를 위하여 모든 대처가 빨랐다.

한 달 정도 되어서 보험금 청구를 신한생명과 삼성생명에 했는데, 신한생명에서는 1,200만 원을 6개월 동안 군소리 없이 모두 지급해 주었만 삼성생명에서는 한 푼도 주지 않았다. 오천만 원 정도 받아야 하는데 직접 치료가 아니라고 지급할 수 없다 하기에 금감원에 민원을 제기했고 현재는 변호사를 선임하여 소송 중에 있다.

신문사의 인터뷰도 세 번 정도 해서 신문에 보도가 되니까 전국에 나와 같은 피해자가 수천 명이 있음을 알게 되었다.

현재 '보험사에 대응하는 암환우 모임'이라는 카페에서 회원들이 보험사를 상대로 싸우고 있다.

우리 암환자는 인정된 암 전문 병원에서 치료도 받아야 하

고 요양도 해야 하고 모든 치료가 직접 치료이지 간접 치료
란 있을 수가 없다. 그런데 대학 병원에서는 수술만 끝나면
바로 퇴원을 시켜 추후 관리가 되지 않는다. 그러니 우리 암
환자는 암 전문 요양병원을 찾을 수밖에 없다.

이럴 때 쓰려고 죽기 살기로 암보험에 가입하였는데, 막상
암환자에게 입원비의 지급이 안 되고 협상이나 하자고 하니,
우리가 보험에 가입을 할 때 협상이나 하자고 보험에 가입하
지는 않았다는 것이다.

요양병원에 입원하면 보험 입원비의 지급이 되지 않는다
는 규정도 없지만 대학 병원에서는 입원도 시켜 주지 않고,
요양병원은 입원비 지급이 안 되면 암환자는 죽으라는 이야
기와 마찬가지이다.

그래서 나는 삼성생명의 입원비는 내것만 받고 말 수도 있
었는데, 판례를 남기고 싶어서 변호사 비용 500만 원을 지급
하면서까지 소송을 제기해 놓은 상태이다.

삼성에서는 100% 다 받을 생각이냐고 전화가 왔기에, 그
럼 100% 다 받는 것이 당연하지 삼성과 덜 받기 위해서 보험
에 가입하지는 않았다고 했더니, "100%는 다 지급할 수 없습

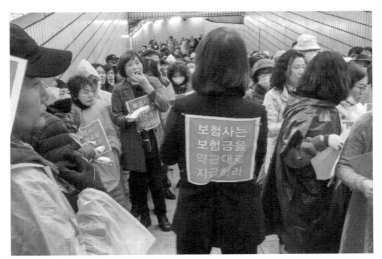

금감원의 지하차도에서 전국에서 모인 암환우 400여 명이 보험회사에서
암환우의 보험금을 지급하지 않아 항의 데모하는 모습

니다."라고 말하기에 나는 그럼 후폭풍을 감당할 준비를 하
라고 했다.

그리고 신문사 · 금감원 · 국민청원 · 소비자고발센터 · 전
국의 암환자들에게 삼성생명이 악덕 기업이라고 소리를 내
기 시작하자 전화가 빗발쳤다.

2018년 2월 26일 금감원에서 전국 암환자들이 모인다.

국민건강보험공단은 잘 하고 있는가? 아니다. 95% 지원해

9. 개인보험에 가입한 분들은 요양병원을 적극 권장합니다 – 유방암 극복 체험 수기

준다는 것이 19세기 약품만 지원해 준다는 사실을 아는가?

신약은 항암주사 한 대에 천만 원짜리도 있다.

모두가 자기 부담이다. 보험도 없고 돈도 없으면 그대로 죽는 것이다.

광양에 계시는 분은 유방암인데, 주사 한 대에 천만 원인데 실비가 100%짜리여서 열 번을 맞고 수술을 하셨는데, 아주 건강하게 계신다. 참으로 기적이라고 하시면서 가끔 통화를 한다.

강촌 가는 길에 암스트롱이라는 암 전문 요양병원이 있다.

새로운 고주파 온열암 치료기가 준비되어 있어서 암세포를 줄이는 데는 아주 좋다.

산책로와 여름에 전신 나체로 풍욕을 하는 숲 속 체험장도 있고, 쑥뜸을 할 수 있는 황토방도 있다.

나도 고주파 온열암 치료를 일주일에 세 번씩 6개월을 받았는데, 암세포가 없어졌다고 하시면서 교수님이 어디 있느냐고 하시기에 집에 있다고 했다.

대학 병원은 요양병원을 인정하지 않기 때문이다.

그러나 암환자 여러분!

암 전문 요양병원에 있는 약품들은 대부분 독일 제품으로 면역 체계를 올리는 아주 탁월한 약품이라는 사실을 아셔야 합니다.

비급여라서 약값이 비싸서 그렇지 제품은 식약청에서 인정한 항암 치료제라는 사실을 아셔야 합니다.

보험에 들어 있어도 보험금의 적용이 되니까 함께 치료받으시면 아주 좋다는 것이죠.

저는 요양병원의 의사 선생님께서 70평생에 저와 같은 환자는 딱 두 명 보셨다고 합니다.

선생님이 시키는 대로 치료를 다 받았거든요. 그래서 회복이 굉장히 빨랐습니다.

9월 13일 수술을 했는데, 부분 절제로 완벽하게 해 주셨다.

선생님도 깜짝 놀라신다. 모든 치료를 잘 이겨 내서 참으로 대단하다고 말씀하셨다.

방사선 치료를 스무 번 다 끝내고, 유전자 검사를 요청했더니 난소암 유전자가 있다고 하셔서 난소 제거 수술을 해야

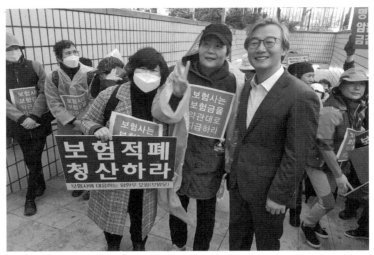
암환우들이 보험금 지급을 요청하는 현장에 부산광역시 출신 전재수 국회의원이
함께하여 환우들의 의견을 청취하고 국회에서 이에 대한 정책을 건의했다.

한다고 하셨다.

　유방과 바로 연결이 되어 있어서 전이될 가능성이
20%~40%라고 하시면서 수술을 해야 한다고 말씀하셨다.
그래서 2018년 2월 난소 제거 수술도 했다.

　지금도 가끔 면역주사를 맞으러 요양병원에 간다.

　면역력을 올리기 위해서는 암을 전문으로 하는 요양병원
의 면역주사가 가장 좋았다. 이제는 관리만 잘 하면 된다고
말씀하셨다.

　호르몬제를 복용하는데 근육통이 심했다. 5년 동안 복용해

야 한다는데, 가끔 진통제를 함께 복용한다.

임상 실험약도 복용한다.

나는 임상 실험 대상자가 된다고 하시면서 검사하자고 하셔서 했더니 백혈구 수치가 떨어지는 것이다.

그래서 임상 실험을 거부했더니, 나 같은 경우는 효과가 나타나고 있는 거라면서 적극적으로 권유하기에 다시 복용하고 있다.

4월 4일은 제주도에서 한 달 살아 보기 프로젝트를 시작한다. 유채꽃과 고사리 꺾기에 아주 좋은 계절이란다. 유쾌·상쾌·통쾌하게 살아 보기로 했다.

개인보험에 가입하신 분들은 요양병원을 적극적으로 권장합니다. 그것도 수술하고 방사선 치료하고 들어가면 보험금을 주지 않으니 항암 치료하기 전에, 수술하기 전에, 방사선 치료하기 전에 들어가야 보험금 혜택을 받을 수 있습니다.

모두 힘 내시고 파이팅입니다.

9. 개인보험에 가입한 분들은 요양병원을 적극 권장합니다 – 유방암 극복 체험 수기

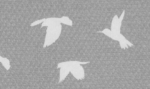

Episode 10

암은 강한 사람에게는
약한 존재이다
– 유방암 극복 체험 수기

특별상_ **김보열**

2016년 3월 23일······.

첫 진단이 '경계성 상피내암'으로 유방 수술 후 5년간 약물 치료하면 된다고 했을 때 가볍게 생각하며 그저 나는 왜 왼쪽 유방을 모두 절제를 해야 하는지에만 의구심을 갖고 삼성병원·서울대 병원·세브란스병원·아산병원을 전전하며 부분만 절제하면 안 되는지 묻고 또 물었다.

아, 유방 한 쪽을 완전 절제해야 한다니 이유는 유두 가까이 석회화된 치밀 유방이라는 데 나는 이해가 안 되고 기가 막혔다.

그러나 모든 병원의 의사 선생님들이 모두 절제해야 한다고 했을 때, 나는 지푸라기라도 잡는 심정으로 그 유명하시다는 아산병원의 안세현 교수님께 마지막으로 진료받았지만 같은 말씀을 하셨을 때는 하늘이 꺼지듯 포기하는 마음이 되었다.

일원동의 양재천을 걸으며 하염없이 울고 또 울었던 잔인한 2016년 4월이었다.

CCM 가수인 이연수의 '아무것도 두려워 말라.'를 끝없이 들으며, 울면서 완전히 내 인생이 끝나 버린 것 같았다.

나는 남편이 있지만 남편이 없다…….

갓 공군에 입대한 대학 3학년을 마친 아들과 딸이 대학을 졸업하던 바로 전날에 나의 유방을 모두 절제해야 한다는 말을 전해 줘야 하는 슬픈 환경이었다.

수술 후 간호해 줄 마땅한 가족이 없어서 염려하던 차에 암 전문 요양병원이 있다는 말을 우연히 알게 되었고, 인터넷으로 암 전문 요양병원을 찾아 직접 찾아다니기도 하며 어디서 내가 요양해야 할지를 검색하던 중 우연히 '암스트롱요양병원'의 홈페이지를 보았을 때 나의 시선은 멈추어 있었다.

수술하기 전인, 2016년 5월 5일 이제 막 대학을 졸업한 딸과 함께 무거운 마음으로 암스트롱요양병원을 방문하게 되었다.

화도 IC 고속도로를 지나고 달머리길을 찾아 운전해 들어가며 하염없이 눈물을 흘렸다. '아, 암환우를 위한 요양병

원…. 암환우, 암환우를 위한……．'

저녁 무렵에 도착하여 비전 센터에서 세상에 근심이 하나
도 없는 듯 평화로운 모습으로 즐겁게 식사하는 암환우들을
뒤로하고 딸과 함께 상담실의 실장님을 뵈었는데 얼마나 편
안하고 따뜻하게 맞아 주시던지……．환우들의 힘듦을 공감
해 주시며 아픔을 나누어 주시던 그 모습은 지금도 기억에
생생하다.

"아, 경계성 상피내암은 간단해요, 염려하지 마세요, 오셔
서 잘 요양하세요. 상피내암은 가벼운 거예요. 여기 환자들
은 더 심각한 분들도 많아요."라고 하시면서 모두 절제한 환
우도 몇 분 계시다는 말씀과 무엇보다 매일 아침 저녁의 예
배가 있다는 말씀은 4대째 모태 신앙으로 주 예수 그리스도
가 내 삶의 주인인 나에게 큰 위로가 되어 주었다. 상담을 끝
내고 나오는데 저녁 예배에 오시는지 한 환우가 성경을 가슴
에 꼭 품고 옅은 미소로 인사하시며 비전 센터로 들어가는
것을 보며 암스트롱요양병원으로 결정하였다.

그리고… 아, 그 해 5월 19일 유방암 수술 후 아산병원의
종양내과…….

"김보열님. 상황이 안 좋게 나왔네요, 절제해 보니 유방
암 1기입니다. 그것도 삼중 음성이라 0.6cm 종양이지만 항
암 치료하셔야 합니다. 다행히 림프로 전이는 안 되었고

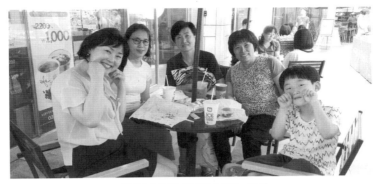
가족들과 여가 시간을 보내는 필자

요……."

"네? 암이요? 항암이요? 경계성 상피내암 아니었나요?"

"네. 그런데 절제해 보니 암이었네요."

그때 나도 모르게 "뭐, 암환자면 항암도 해 봐야겠지요?"

내가 왜 그렇게 말했는지 지금도 의아하지만 그때까지만
해도 담담한 마음으로 응대하였었다.

그러나 아! 그 말이 얼마나 생각 없는 말이었는지. 항암 치
료의 부작용은 식사를 전혀 하지 못함, 메스꺼움, 피부 발적,
1차 항암 치료 후 머리칼이 빠지기 시작함……. 등등이었는
데 모든 항암 치료에의 두려움과 힘겨움은 우리 암스트롱 항
암 치료 선배들의 따뜻한 조언과 격려로 1차 · 2차 · 3차 · 4
차를 끝으로 이겨 나갈 수 있었고 삭발도 담담하게 받아들이
며 할 수 있었다. 오히려 나와 함께 미용실에 갔던 교회의 지

인들이 얼마나 울던지.

교회 목장에서 한 직원이 딸을 결혼시켜야 하는데 돈이 없어서 비싼 머리 염색과 퍼머를 하지 못한다는 자신의 신세를 한탄하며 눈물지을 때 나는 이렇게 대답해 주었다.

"염색할 머리칼이 있어서 좋겠어요……."라고 하자 눈물을 닦던 그 사람과 주위 분들이 크게 웃었다.

당연히 붙어 있을 거라 생각하던 머리칼, 몸의 어느 부분 하나라도 소중히 생각하지 못하며 감사하지 못했던 지난날들의 어리석은 나 자신을 돌아보며 회개했던 시간들이었다.

지금도 항암 치료의 힘겨운 나날들을 요양병원의 환우들과 함께했던 그 시간들은 나의 뇌리에서 떠나지 않는 잊지 못할 감사한 시간들이다.

수술 후 항상 걷던 요양병원의 잣나무숲 풍욕장 끝자락에서의 주님께 향한 나의 외침은 항상 간절하였고 계속되었다. 때로는 너무 기가 막혀 목놓아 울었고 때로는 나도 모르는 눈물과 함께 여기까지 인도하신 하나님이 그냥 감사하여 통곡도 하며……. 그렇게 시간은 어김없이 흘러가 주었다.

제2의 고향이 되어 버린 고즈넉한 안보리의 마을 속 아름다운 암스트롱요양병원의 매일 새벽, 저녁 예배, 아무도 없

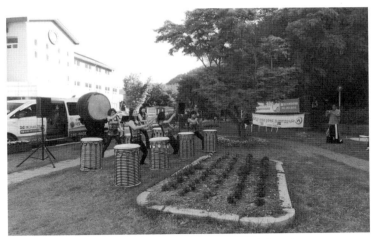
요양병원의 암환우를 위한 음악 요법 난타 공연

는 비전 센터에서의 아침 큐티 묵상은 내 삶의 원동력이 되었고, 우울하고 힘겨운 마음들을 정서적, 육체적으로 치유해 주기 위한 요양병원의 여러 행사들은 나에게 큰 위로와 힘이 되어 주었다.

그 중에서도 클래식 및 세미클래식 음악회를 열어 주신 그 시간은 참으로 세련됨 그 자체였고 음악을 전공한 나를 위로하시는 하나님의 절절하고 기가 막힌 선물이었다.

수술 후 얼마 되지 않아 홍사무엘 목사님께서 예배 반주를 부탁하셨을 때

"네? 지금요??"

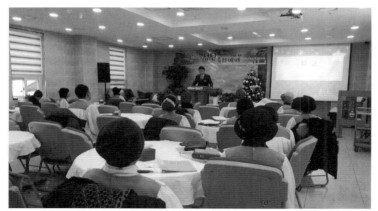
요양병원의 교회 예배

아직 수술한 상처가 회복이 안 된 듯하여 여쭈면서도 몸은
이미 키보드를 향하고 있었다.

첫 건반을 두드리며

"와, 내가 평생을 피아노를 쳤지만 이젠 암환우들 앞에서
도 피아노를 치는구나······.'

예배 반주로 섬기는 나를 보시면서 과분한 칭찬과 격려로
감사하다는 말씀을 해 주시던 손의섭 이사장님의 어느 주일
예배 후의 권면하심은 나의 인생의 큰 지표가 되었고 운동할
마음이 생기게 된 중요한 계기가 되어 주었다.

"선생님, 절대 침대에 누워 계시지 마시고 걸으세요. 여기
풍욕장은 운동하기 좋고 공기가 매우 좋으니까 많이 걸으세
요. 많이 걸으셔야 되요······."

신념에 가득 찬 이사장님의 말씀에 힘입어 수술 후 나의 풍욕장 걷기는 계속되었으며 틈만 나면 걸었기 때문에 항암 치료 이후의 회복과 면역력 치료에 좋은 결과로 자리매김하게 되었으니 지금도 항상 이사장님께 감사함이 남아 있다.

이곳에서 만난 귀한 환우 한 분, 한 분은 나에게 얼마나 큰 위로이고 격려이었으며 감사함으로 남았는지 모른다.

암수술 후 어이없고 황당한 일화도 있다.

수술 후 서서히 몸을 회복하던 중 한 기업체에서 주열기(몸을 열을 주입해 주는 기계)를 개인적으로 구입하였는데, 그 기업체의 완전치 않은 미숙한 설명으로 수술 후 두 달 만에 주열기를 사용하다가 수술한 부위가 감각이 없던 이유로 그 부위를 그만 데이고 만 것이다.

항암주사로 인한 부작용으로 몸이 만신창이가 된 가운데 기진맥진해 있는데 설상가상으로 수술한 부위를 데었으니, 통증으로 인하여 아산병원의 피부과에 다니다가 항암의 고통을 잊은 적도 있었으니 이러한 황당함을 그 누가 알리요.

참으로 웃지 못할 해프닝이 아닐 수 없다.

요즘 세태에 점점 많아지는 암환우가 내 주위에 생기면 나는 지체 없이 암스트롱요양병원을 소개하며 자랑하곤 한다.

10. 암은 강한 사람에게는 약한 존재이다 – 유방암 극복 체험 수기

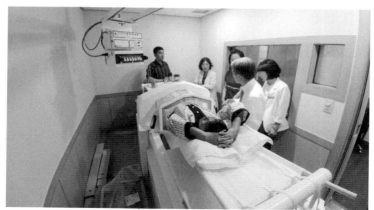
최신 고주파 온열암 치료 BSD-2000으로 암환우가 치료받는 모습

요양병원에서 새로 구입한 최신 고주파 온열 암 치료기
(BSD-2000)의 도입으로 나를 비롯한 많은 환우들이 자기면
역의 상승과 더 전문화된 회복을 할 수 있게 해 주니 참으로
든든하기 짝이 없다.

유기농 텃밭의 자연건강식의 세 끼 식사, 아침마다 나오는
사과는 어쩜 그렇게 달콤하고 맛있는지, 매 끼니 식사 때마
다 제공되는 건강죽은 참으로 신선하다.

완벽한 실력과 함께 환우들을 위해 최선을 다하시는 양·
한방 의사 선생님들과 따뜻한 미소로 대해 주던 친절한 간호
사님들.

헌신적으로 암환우들과 24시간을 함께하시며 새벽 예배와

저녁 예배 때마다 암환우들에게 소망을 주시는 말씀과 간절한 눈물의 기도로 섬겨 주시는 홍사무엘 목사님과 홍순옥 실장님의 말로 다할 수 없는 그 은혜를 우리 주님이 친히 갚아 주시길 간구한다.

나는 이제 말하고 싶다.

내가 왜 암에 걸렸나, 왜 꼭 나여야 하나?

나를 구원하신 그 은혜가 너무 감사하여 주님을 우선 순위로 놓고 살아가며, 깨끗한 호적등본을 딸과 아들에게 예단으로 물려주려고 가정을 굳게 지키겠다며 열심히 살아가고 있는 내게……. 왜?

4년여 정년퇴직을 앞둔 평생 직장인 학교에서 환난당하고 억울하고 빚진 인생 같은 학생, 학부모를 찾아내어 아픔을 나누며 주님을 전도하던 나에게 왜, 왜?

재발 및 전이의 염려 속에서 위축된 마음이 되어, 항상 조심하며 계속 면역력 치료가 동반되어야 할 인생이 되었지만.

그러나 나는 이제 말하고 싶다. 지금까지 나의 몸을 귀히 여기지 못하고 불완전한 식사 및 직장 생활에 얽매여 항상 바쁜 환경으로 자신을 몰아 가며 운동을 경시하고 면역력에 대한 상식이 전혀 없었던 무지함을 일깨우게 되었다는 사실을!

암환우가 아니면, 항암 치료를 안 해 보면 모르고 지나쳤을 이 세상의 많은 암환우들이 지금 이 시간에도 항암주사를 맞으며 부작용 속에서 힘겨워한다는 사실을!

옆자리의 암환우가 천국에 가는 것을 직시하며 삶과 죽음 앞에서 두려워하고 있다는 사실을! 그리고 나도 이들 중 한 사람으로서 따뜻한 손을 내밀어 서로 격려하며, 기도하며, 섬기며 함께 나아갈 사명이 생겼다는 사실을!

무엇보다도 더 중요하고 간과하면 안 되는 귀한 사실은 암환우가 되어 내 사랑하는 주님과 더욱 친밀함 가운데 결국 '인생의 목적이 거룩'임을 내 육신이 스스로 체득하며 나아가게 되었다는 사실이다!

암환우이건, 암환우의 가족이건, 암환우의 지인이건 우리 모두는 알고 있다. 사명이 있으면 우리를 살리실 것이요, 사명이 다하면 영원한 나의 본향으로 갈 것임을!

그리하여 외롭고 두렵고 험난하며 슬픈 세상의 한가운데 서 있어도 나 자신도 모르는 샘솟는 '기쁨'과 '감사함'으로 벽을 뛰어넘는다. 삶이 경이롭고 발걸음이 가볍다.

암에 걸려 이해가 안 되는 가운데 기가 막힌 삶으로 힘겨

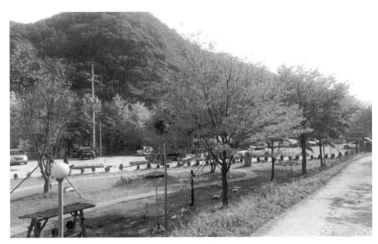
요양병원의 가을 풍경

워하는 환우에게 넉넉한 마음으로 손을 내밀고 싶다.

얼마나 삶이 찬란한지를, 얼마나 우리가 감사할 것이 많은지를 알려 주기 위하여.

지난밤에 아담하고 보기 좋은 잣나무가 가득한 나의 친정 같은 암스트롱요양병원에 하얗고 어여쁜 눈이 내렸다.

오늘도 나는 여전한 방식으로 한없이 깨끗하며 맑고 신선한 공기를 흠뻑 마시려고 새로 생긴 자작나무 숲길을 걸어야겠다.

참으로 "암은 강한 사람에겐 한없이 약한 존재이다."

내 마음을 비우는 삶

– 유방암 극복 체험 수기

입상_ **고형주**

　어느 날 우연히 가슴을 만지다가 무언가 단단한 멍울이 만져지는 게 아닌가! 순간 이게 뭐지? 가슴이 철렁 내려앉는 느낌이었다. 혹시 누구나 두려워하는 암이 아닌가 하는 생각이 들었지만 나는 설마설마하면서 몇 달을 그냥 흘려 보냈다. 더 이상 미루면 안 되겠다는 생각에 초음파 스크리너로 일하는 작은올케를 찾았다. 올케가 나의 초음파 사진을 살펴보더니 역시 심상치 않다면서 평소 자문을 하던 강남 신사동의 전문 영상의학과에 예약해 주었고 초음파, X-Ray alc 조직 검사를 전체적으로 받게 되었다. 영상의학과 선생님께 올케가 먼저 검사해 준 초음파 사진을 보여 드리자 사진만 봐도 100% 유방암이라고 말씀하셨고, 3일 후에 나온 조직 검사 결과도 정말 오진이길 바랐지만 역시 유방암이었다. 그 말을 듣는 순간 아무 생각도 못한 채 한참을 멍하니 앉아 있었다.

어차피 암 선고는 받았고 마음으로 순순히 받아들이자고 생각했지만 내가 왜 유방암에 걸렸는지 알 수가 없었다. 두 아이들을 낳았지만 모두 자연분만했고 모유 수유도 둘 다 1년씩 했으며 가족력도 없는데 도무지 이해할 수가 없었다.

그렇다면 약 30년 전 이야기를 안 할 수가 없다. '궤양성 대장염'이라는 병으로 수차례 입원을 거듭하면서 부작용이 많은 스테로이드 주사를 맞았고 약을 복용했었다. 뿐만 아니라 궤양성 대장염 치료제도 25년을 복용하였다. 지금은 약을 먹지 않지만 병세가 워낙 심했고 재발이 잦은 병이다 보니 지금까지도 꾸준히 6개월마다 정기 검진을 받고 있는 상황이다. 그렇게 오랜 세월을 독한 약과 씨름하면서 살았으니 유방암의 원인이 약 때문일지 모른다는 생각이 들 수밖에 없었다. 오히려 과거에는 궤양성 대장염으로 인하여 대장암에 걸리지 않을까 걱정을 하며 살아왔다. 암이란 언제 어떻게 찾아올지 모른다는 것을 새삼 깨닫게 되었다.

앞으로 해야 할 여러 가지 검사와 수술이 큰 숙제이니 마음도 많이 복잡한 가운데 이것 저것 알아보다가 유방암 쪽으로 매우 권위 있으시다는 노동영 교수님을 알게 되었다. 항상 바쁘신 분이라서 예약이 어려울 것이라고 생각했는데 다행히 영상의학과 선생님의 주선으로 원하던 노 교수님께 예약이 되었고 또한 필요한 모든 검사와 수술까지 빠른 시일

안에 잘 마칠 수 있었다.

　처음 서울대학교 병원에 갔을 때 어떤 여자 선생님이 내 검사 결과를 보고 전이가 된 것 같다며 항암 치료를 할 수도 있다고 하셔서 너무나 걱정을 했었다. 노 교수님께서도 전이 소견이 보이지만 확실치 않아서 수술을 먼저 해 보자고 결정을 하셨지만 결과는 림프까지 전이가 되지 않았고 암의 크기도 큰 편은 아니어서 정말 다행이었다.

　수술을 잘 마치고 8일 만에 퇴원을 했지만 항암 치료가 문제였다. 항암 치료를 받고 싶지 않아 거부를 하자 종양내과 담당 교수님께서 내 암이 악성이고 고약한 암인데 항암 치료를 안 하면 안 된다고 매우 화를 내셨다. 나의 유방암은 원인 모를 삼중 음성이란다. 나중에 안 사실이지만 유방암도 여러 종류가 있다는 걸 알았고 같은 암이라도 종류에 따라 치료 방법이 다르다는 걸 그때 알게 된 것이다. 주변의 지인들도 의사의 말을 들으라고 권유하고 제멋대로 결정하지 말라고 충고했다. 쉽지 않은 결정이었지만 고민 끝에 항암 치료를 하겠다고 마음을 먹고, 항암 치료를 받으면서 도저히 집에 있을 수가 없을 것 같아 고민하고 있던 중에 올케가 항암 환자 전문 요양병원이 있다고 알려 주었다. 그 말을 듣고 우리 딸이 인터넷을 검색하여 여러 요양병원을 꼼꼼히 알아보고 전화 상담하여 암스트롱요양병원을 접하게 되었다.

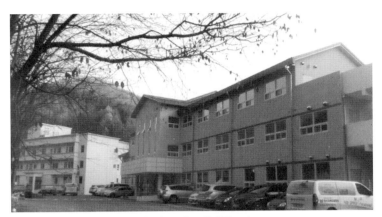

가을 어느 날 요양병원 모습

　여러 모로 나와 잘 맞는 곳이었다. 암스트롱의 의미가 'I'm strong.'(나는 강하다.)의 뜻으로 이름만 들어도 활력이 생겼다. 무엇보다도 하나님을 섬기는 병원이라 신앙 생활을 하는 나에게는 더할 나위 없이 좋았다. 예배와 새벽 기도에 참여할 수 있어서 마음의 치유도 할 수 있었고 양·한방 치료와 환자들에게 도움이 되는 여러 가지 기구들과 장비들이 잘 갖추어져 있어서 치료하는 데 많은 도움이 되었다. 또한 웃음 치료와 체조 등 다양한 프로그램이 있어 정신적으로도 도움이 많이 되었다. 요양병원이 몹시 공기가 맑은 산 속에 자리하고 있어서 날마다 열심히 산책과 등산을 하며 꾸준히 근육도 키우고 체력을 유지하기 위해 최선을 다했다. 요양병원에만 6개월 있는 동안은 항암 치료를 하는 시기라 마치 모래알

11. 내 마음을 비우는 삶 – 유방암 극복 체험 수기

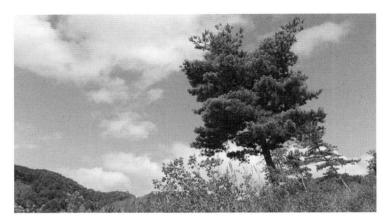
파란 하늘이 아름다운 요양병원의 산책로

을 씹는 느낌처럼 식사가 어렵고 입맛이 떨어졌지만 살기 위해 여러 가지 산나물을 직접 채취해서 먹기도 하며 정말 많은 노력을 했었다. 마침 시기가 봄이었고 주변이 산으로 둘러싸여 있어 환우들과 산나물을 채취하여 말려서 나물도 만들어 먹곤 했는데 그 재미도 쏠쏠했다. 공기 좋고 물 맑은 이곳은 위치도 최고였고 그 덕분에 더욱 더 잘 이겨 낼 수 있었던 것 같다.

그렇게 노력한 탓인지 별 무리 없이 여섯 번의 항암 치료를 무사히 마칠 수 있었다. 그리고 35회의 방사선 치료를 권고받았지만 항암 치료도 안 하려다 했는데 방사선만큼은 기어코 하지 않았다. 지금 생각해도 방사선 치료를 받지 않은 것에 대해 후회가 없다. 살아 계신 하나님께서 이겨 낼 수 있도록 나에게 힘을 주시고 능력을 주시리라 믿기 때문이다.

첫 번째로 환자가 해야 할 일은 모든 것을 내려 놓고 편안한 마음으로 불안해하지 않는 것이 가장 중요한 것 같다. 음식도 잘 가려서 먹고 되도록 인스턴트 식품을 피하는 게 좋겠지만 무엇보다도 무엇을 먹든 즐거운 마음으로 식사를 하는 것이 중요한 것 같다.

규칙적인 생활을 하고 꾸준히 운동하고 마음을 편하게 가진다면 좋은 결과가 있을 거라 생각한다.

누구나 바빠 사느라 자신을 돌아보지 못하고 챙기지 못해 몸이 아프고 나면 그제서야 후회될 것이다. 살아가는 데 가장 중요한 것이 건강이고, 물질보다 더 우선인 게 건강이라는 사실을 우리는 너무 잘 알고 있으면서도 현실적으로는 몸보다 잘 사는 것을 더 중요하게 생각하는 것 같다.

부족하면 부족한 대로 신경 쓰지 않고 모든 것을 내려 놓는 삶이 가장 중요하다는 생각이 들었고 나 또한 아파 보니 전전긍긍 살던 삶이 부질없다는 것을 많이 느꼈다.

현재는 몇 십 년의 서울 생활을 접고 가평 아침 고요수목원 근처에 전원주택을 지어서 편안한 마음으로 살고 있다. 정기적으로 검진을 받는데 며칠 전에 받은 검사 결과상 백혈구 수치 · 암 수치 · 뼈 · 간 · 폐 등 다른 모든 장기도 다 건강하다는 말을 들었다. 늘 검사 때마다 그렇지만 감사하다는

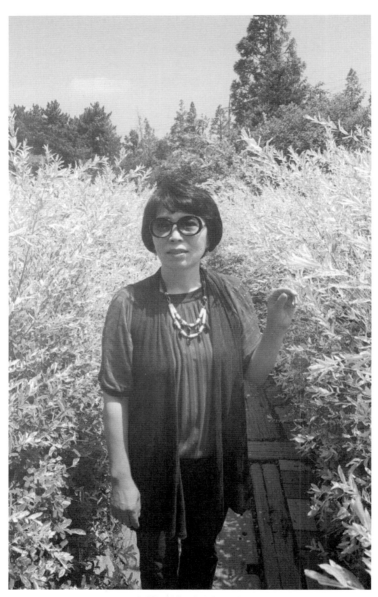

건강한 삶을 영위하는 필자

암을 극복한 사람들의 체험 수기

말밖엔 나오지 않았다.

　유방암을 수술한 지 만 4년이 됐지만 앞으로도 쭉 이상 없이 건강하게 살다가 하늘나라에 갈 수 있기를 소망하면서 남편과 더불어 우리 자식들과 나에게 슬픔은 더 이상 찾아오지 않기를 하나님께 간절히 기도해 본다. 아직까지 영상의학과 선생님께 제대로 인사도 못 했지만 참으로 감사하고 수술 잘해 주신 노동영 교수님께도 감사드리며 편안히 용감하게 치유할 수 있게 도와주신 요양병원의 관계자 분들께도 정말 감사드린다. 그분들은 평생의 은인으로 내 마음속에 기억될 분들이다.

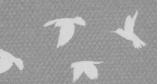

Episode 12

환우들의
밝은 웃음이야말로
큰 선물이다
- 유방암 극복 체험 수기

_ **암스트롱요양병원 정길연 사회복지사**

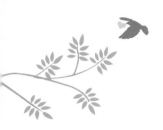

유방암 환우이신 김미선(가명)님은 처음 암스트롱요양병원에 입원할 당시 매우 조심스러운 표정으로 한 쪽 가슴 부위에 손을 얹고 계셨다.

체구도 작으시고 목소리도 작은데다 항상 주변의 눈치를 살피며 양팔로 가슴 부위를 가리고 몸을 푹 숙인 채 걷는 것이 인상적인 환자였다.

항암 치료 1차 후 암스트롱요양병원에 입원을 하셨는데 왼쪽 유방의 암세포 덩어리가 녹아 내려 피부 궤양이 심각했으며 그 크기가 무려 20cm나 되어 한 쪽 가슴이 완전히 함몰이 된 상태였다.

피고름은 거즈가 감당이 안 될 정도이었으며 몹시 심각하여 극심한 통증과 함께 왼쪽 팔을 거의 쓰지 못하는 상태였

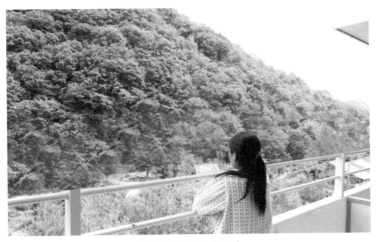

요양병원의 창 밖 풍경

다. 간호과에서 수시로 가서 거즈와 드레싱을 하여 그날 하루는 어찌되었든 무사히 넘겼다.

그러나 신체적인 통증보다 김미선님을 더 괴롭히는 사건은 그 다음 날부터 시작되었다. 20cm나 되는 궤양으로 인해 아무리 드레싱을 하여도 금방 피고름과 썩는 냄새가 김미선님이 계신 병실의 주변으로 가득 퍼졌다.

다른 환우들은 "이게 무슨 냄새냐?" 하며 컴플레인을 했고 이 냄새의 원인을 아는 김미선님은 점점 스스로 마음이 위축되었으며 우울감에 사로잡혔다. 실제로 김미선님은 이러한 문제들로 인해 병원을 자주 옮겼으며 집에 있을 수도 없고

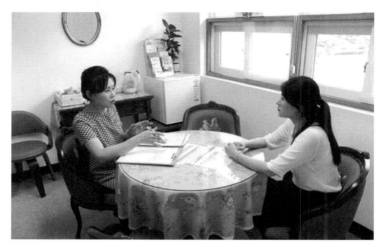
요양병원의 상담실 회의 모습

더 이상 갈 곳이 없다며 몹시 속상해하셨다. 암스트롱요양병원에서는 김미선님의 이런 문제를 인지하고 대책을 강구하였다. 상담실장님은 김미선님과 꽤 긴 시간 동안 상담을 통하여(기도를 통해) 김미선님의 우울한 마음을 공감하면서 마음을 풀어 드리고 의지를 상실하지 않도록 격려하는 한편, 다른 환우들을 위해 1인실을 마련했다.

간호부장님은 상처와 출혈이 심한 김미선님을 위해 염증성 처치의 신기술인 아쿠아셀 드레싱을 시작하였다. 아쿠아셀은 습기를 조절하여 새로운 피부 손상을 줄이며 상처와 출혈을 줄여 주는 역할을 하였다. 이와 더불어 염증성 치료와

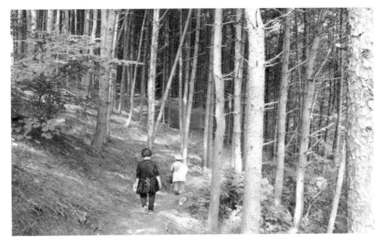

요양병원의 산책길

셀레나제의 처방으로 적절한 치유 환경을 만들어 주었다.

이러한 자체적인 노력의 결과, 김미선님도 적극적으로 암 환자 전문인 요양병원의 프로그램을 잘 따라 주었고 일주일 만에 궤양이 눈에 띄게 좋아졌다.

한 쪽 궤양으로 인하여 항상 예민하고 마음이 불안하여 늘 병실 안에서만 계셨던 김미선님은 심적으로 편안해지자 표정 자체가 밝고 환해졌다.

암스트롱요양병원의 교회 예배에도 자주 참석하면서 다른

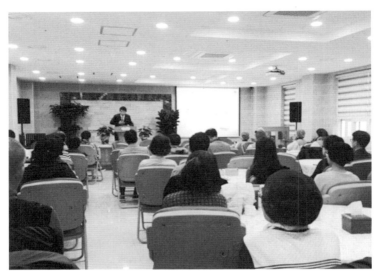

요양병원의 주일 예배 모습

환우들과 어울리고 산책도 다니시면서 한결 밝아지시는 모습을 자주 볼 수 있었다.

그렇게 입원한 지 6개월여가 지나고 마침내 김미선님이 퇴원을 하게 되었다. 공교롭게도 김미선님의 생일은 12월 26일이며 그날이 바로 우리 병원에 입원한 날이기도 했다. 작년 본인의 생일날 우울한 마음으로 눈길을 헤치고 우리 병원에 입원했을 때 얼마나 큰 상실감과 고민으로 방문하셨을지 생각해 보니 마음 한 켠이 몹시 쓰렸다.

우리 병원의 환우들의 퇴원일은 항상 특별했다. 대체로 호전되어 나가시는 경우가 많아 퇴원하는 환우들마다 직원들에게 꼭 한 가지씩 선물을 하거나 잔칫날처럼 떡이나 과일을 환우들에게 돌렸다.

김미선님 역시 "정말 감사했다."며 직원들이 먹을 만한 커피와 군것질거리를 잔뜩 사 오셨다. 그러나 직원들의 입장에서는 호전되어 나가는 환우의 밝은 웃음이야말로 큰 선물이기에 김미선님의 밝아진 표정과 당당해진 걸음걸이에 직원 모두에게 감사한 마음이다.

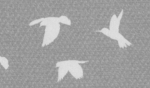

Episode 13

건강과 가정을
하나님께 맡기다
- 위암 극복 체험 수기

장려상_ **박삼재**

13년 동안 한 곳에서 열심히 달려온 나의 직장 생활.

건강 검진 후 위암인 것을 알게 되었다.

내 나이가 이제 겨우 40대 초반이고, 불과 2~3년 전까지만 해도 꾸준히 수영장이나 헬스장에서 운동을 해 왔던 터라 건강에는 나름대로 자신 있는데 황당하다는 생각밖에 들지 않았다.

"그래 위암이라고 해도 의사가 내시경으로 간단히 치료할 수도 있다고 했으니 아마 작은 녀석일 거야. 큰 병원 가 보면 괜찮겠지"라고 하며 내 자신을 다독였다.

나는 머릿속이 온통 복잡해졌고 아내에게는 어떻게 얘길 하지? 라는 두려움과 미안함으로 나의 고민은 깊어져 갔다.

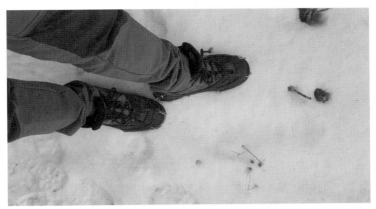
암 진단 후 깊은 고민으로 밤을 지샜던 필자의 시간들

날을 잡아 아내에게 얘기를 했다. "건강 검진 받았는데 나 암이래". 아내는 흠칫 놀란 표정으로 나를 바라봤다. 그도 그럴 것이 장모님도 10년 전에 자궁암 판정을 받고 골반까지 암세포가 전이되어 온 가족이 힘든 시간을 보냈었기 때문에 암환자가 있는 가족이 어떤 고통을 겪어야 하는지를 너무나 잘 알고 있었기 때문이다. 아내와 나는 많은 말이 필요하지 않았다.

대학 병원을 찾아 진료를 다시 받아 봤지만 결과는 달라지지 않았다.

신앙 생활을 하고 있었던 터라, 이런 상황에서 기도를 열심히 할 것 같았지만 나는 그렇지 못했다. 여전히 나에게 아

13. 건강과 가정을 하나님께 맡기다 – 위암 극복 체험 수기

무 일도 일어나지 않은 것처럼 생각이 되어졌던 것 같다.

수술을 일주일을 남겨 놓고 나서야 회사를 정리하고 병가에 들어가게 되었다.

걱정스런 마음을 전해 주던 직장 동료들에게 아무렇지 않은 것처럼 치료받고 오겠다고 했지만 정작 나의 마음은 정리되지 않았다. 평상 시에 감기 외에는 병원의 문턱을 한 번도 넘어 본 적 없던 터라 뭘 어떻게 해야 할지 몰랐다.

수술 1주일을 남겨 놓고 가족들과 의미 있는 일을 해 보자 하여 야외에서 가족 스냅 사진 촬영을 하기로 했다. 혹시나 모를 나의 최후의 상황을 대비해서 가족 사진을 찍어 남겨 놓으면 좋겠다는 생각이 들었다

2월 초, 추운 날이었지만 아내와 두 아이를 데리고 올림픽 공원에서 가족 사진을 찍게 되었다. 사진의 얼굴이 낯설었는지 평소와 다르게 잘 웃지 않던 딸아이도 시간이 조금씩 흐르자 해맑은 미소를 지으며 사진 찍기에 임했다. 하늘로 번쩍 들어 올리기도 하고 넓은 공원을 뛰어다니기도 하며 웃음 가득한 가족 스냅 촬영을 마칠 수 있었다.

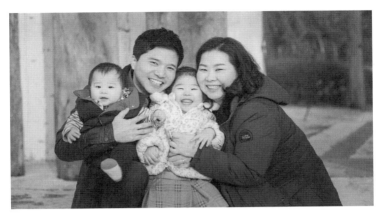
수술 날짜가 잡히고 가족들과의 데이트

　이번 사진 속에는 다른 때와 다르게 아빠인 제 모습도 많이 들어가 있어 의미가 남달랐다. 왜냐하면 핸드폰으로 셀카 사진을 찍은 사진도 몇 장은 있지만, 대부분의 사진은 아이들과 아내의 얼굴만 찍혀 있던 터라 이번에 찍는 사진은 나에게 큰 의미가 있을 수밖에……

　사진을 촬영하시는 분도 나의 상황을 알고 있던 터라 나를 위해 부쩍 애써 주었는데 왠지 마음 한 구석이 허전했다.

　교회의 신도분들과 주변의 가까운 지인에게 나의 암 확진과 수술이 얼마 남지 않았음을 전했던 것 같다.

　이때까지도 나는 누군가에게 기도를 부탁하는 것에 대해 익숙지 않았다. 누군가를 위해 기도는 해 봤지만 나를 위해

남에게 기도해 줄 것을 요청해 본 적이 별로 없었던 것이다.

2017년 2월 9일 예정된 수술 날짜가 확정되었고, 환자복이 아닌 수술복으로 갈아입으니 이때부터 '아 진짜 내가 수술하는구나' 라는 생각이 들었다.

병실에서 수술 대기실로 옮겨졌고, 내게 수술 대기실 고유의 차가운 공기가 온 몸으로 느껴졌다. 아무도 없는 수술 대기실은 적막했다. 마음이 내려앉는 순간이기도 했다.

나는 속으로 '그래 마취되면 아무것도 모르니 푹 자고 일어나면 괜찮을 거야'라는 긍정적인 생각을 해 보려고 노력했다.

한참을 두리번거리다가 침대에 누워서 천정을 바라보니 '두려워하지 말라. 나는 네 하나님이 됨이라. 놀라지 말라. 내가 너와 함께 함이라'라는 문구가 천정에 크게 쓰여 있었다. 나도 모르게 그 성경 구절을 입으로 되새기며 하나님께 기도를 하기 시작했다. "하나님, 성경 말씀처럼 두렵지 않게 해 주세요. 하나님이 함께하신다고 하셨으니 믿고 따르려고 합니다. 수술 잘 되게 해 주세요."

얼마 지나지 않아 나는 수술실로 옮겨졌고, 수술 준비가 다 되었는지 한 의사가 내게 다가와 "괜찮다면 기도를 해 드

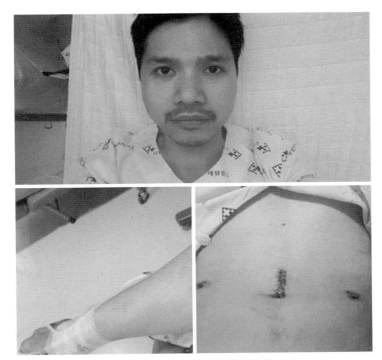

수술 후 통증으로 몹시 힘들었다던 필자의 모습

려도 되겠습니까?"라고 물어보았다. 나는 "네."라고 대답했
고 그 의사가 기도를 시작하였다.

"하나님, 의사인 저희들의 손을 도구로 잘 사용해 주셔서
수술이 잘 이뤄지도록 하소서."라는 기도 소리가 내 마음에
들어왔다.

아 그렇구나! 하나님이 이 의사들을 통해 나를 수술하시는
구나라는 생각과 그렇게 되길 진심으로 소망하는 마음이 들

었고, 두렵고 떨림보다는 평안함이 느껴졌다.

수술은 예정대로라면 위를 70%만 절제하기로 되었으나 막상 수술을 하고 나니 절개 부위에도 암세포가 퍼져 있어 100% 다 잘라 내기로 하였다. 예정보다 1시간 정도가 더 늘어난 5시간의 수술이 무사히 끝나고 나서야 나는 일반 병실로 돌아올 수 있었다.

마취가 어느 정도 풀리자 수술의 통증이 전해졌고, 몹시 아파서 통증 완화제로 견뎌 내기도 했다. 수술 후 다음 날부터 운동을 해야 빨리 낫는다는 주치의의 얘기를 듣고 느릿느릿 걸어 보았지만 통증으로 인해 쉽지 않았다. 몇 걸음만 걸어도 너무 아파 진통제를 놔 달라고 간호사에게 요청하기를 수차례……. 일반적으로 건강한 사람이었다면 20초면 걸을 거리를 20분 넘게 고통을 참아 가며 겨우 걸을 수 있었다.
비로소 내가 암환자임을 몸소 깨닫는 순간이었다.

2주간의 병원 치료가 끝나고 아내의 지인 소개로 바로 암스트롱요양병원이라는 곳에 입원하게 되었다. 수술 후유증의 극복과 면역력 치료에 도움이 된다고 해서 입원하게 된 요양병원.

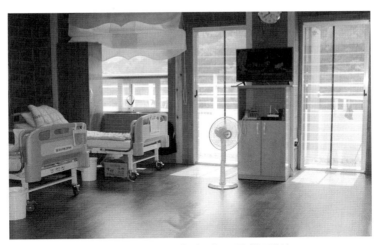

암환우의 면역력을 올려 주는 고급 황토병실

수술 후 병원에 있을 때 암 전문 요양병원이라는 곳이 있고 거기서 몇 달간 지내는 게 좋겠다고 했을 때 나는 한 달 정도 쉬고 나오면 되지 않겠나 하고 생각했다. 앞으로 나에게 어떤 일이 벌어질지도 모르고 말이다. 그땐 암 전문 요양병원이 어떤 곳인지도 몰랐고 항암 치료라는 게 얼마나 힘든 치료인지 너무도 몰랐던 무지함에서 오는 자신감이었는지도 모르겠다.

병원에서 퇴원 후 바로 암스트롱요양병원으로 가기로 결정했고, 요양병원까지 따라오겠다는 아내를 극구 말리고 형의 차를 얻어타고 나는 요양병원에 입원하게 되었다.

마을 입구에서 암스트롱요양병원까지 들어오는 길이 왜 그렇게 꼬불꼬불하고 길게 느껴지던지…….지금은 익숙해서 길게 느껴지지 않지만 처음 방문했을 때 마을 입구해서 병원까지의 3km는 나의 마음 한 구석에 있는 무거운 마음 때문이었는지 너무나 길게 느껴졌다.

원무과에 서류를 접수를 하고 들어선 병원의 6인실. 내 또래와 별로 다르지 않은 젊은 환우들이 방에 모여 이런 저런 얘기를 하고 있었다. 나는 깜짝 놀랐다. 먼젓번의 병원에서는 나이 든 환자들이 대부분이었고, 주변 사람들의 얘기를 들어 봐도 나이 드신 분들이 대부분 걸리는 병이라 생각했는데 젊은 환우들이 많이 있는 것을 보고 놀라지 않을 수 없었다.

또 하나 놀랐던 것 중 하나는 병실의 분위기가 너무 밝아서 이곳 사람들이 암환자가 맞나 싶은 생각이 들 정도였다.

수술 부위의 통증으로 잘 걷지는 못했지만 그래도 운동이라도 해야지 싶어 밖으로 나가려고 할 때 요양병원에 입원 후 가장 먼저 첫 인사를 건네 주셨던 환우가 밖에 날씨도 차갑고 암환자들은 몸을 따뜻하게 해야 한다며 자신이 쓰던 목도리를 가져와 내 목에 걸쳐 줬다. 얼굴을 본 지도 얼마 안되었음에도 챙겨주는 목도리와 염려가 고마웠다. 그의 진심이 내 마음속에 전해졌다.

　한 달 정도의 시간을 보내는 동안 병원 생활도 익숙해지고 수술 부위가 어느 정도 아물어 갈 때쯤 항암 치료가 시작되었다. 주사와 2주간의 경구용 항암제 복용 그리고 1주일간의 휴식 기간 총 8회 걸쳐 시행하는 치료였다. 조금이나마 남아 있을지 모를 암세포를 제거하기 위한 조치였는데, 항암 치료 후유증을 너무나도 몰랐던 첫 항암 치료는 생각 이상으로 힘들었다. 횟수가 거듭될수록 후유증은 더욱 심해졌고, 음식 냄새만 맡아도 구토가 나올 것 같은 상황이 몇 달 동안 지속되었다.

　음식 냄새를 최소화하기 위해 밥그릇 뚜껑을 열어서 한 숟가락 뜨고 뚜껑을 닫고, 반찬 그릇 뚜껑을 열어 한 젓가락 뜨고 또다시 뚜껑을 덮고를 반복하기도 했다. 그마저도 몇 숟가락 못 뜨고 식사를 물려야만 했다.
　위를 전부 절제했던 터라 조금씩 먹을 수밖에 없었고 항암 치료 후유증으로 음식 냄새를 맡기도 힘들어 잘 먹지 못해 체중은 더욱 줄어들게 되었다. 항암 치료 중에는 힘들어도 잘 먹으라고 다들 얘기들 하지만 막상 그런 상황이 되면 쉽지 않았다.

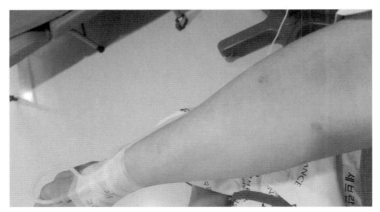
필자는 항암주사 후유증으로 혈관 주변에 멍과 통증이 계속되었다고 한다

거듭되는 항암 치료로 인해 항암제가 체내에 쌓이고 손, 발의 저림 현상, 그리고 컨디션의 난조는 항암 치료 중 가장 힘든 것 중 하나였다.

그나마 컨디션 관리가 잘 되면 항암주사를 제 사이클에 맞지만 그마저도 좋지 않으면 1주일씩 연기해서 체력과 호중구 수치를 좀 더 끌어 올린 다음에 항암주사를 맞기도 했다.

병원 생활을 하면서 몇 번의 긴급 상황도 있었다. 수술 부위가 위 때문이었는지 가끔 복통이 있고 2~3시간 정도 지나면 사라졌지만 그 날은 달랐다. 조금씩 아파 오던 복통이 4시간이 지나도 사라지지 않고 점점 강도가 극심해졌다. 같은 병실의 환우들이 걱정해 주며 아프지 않도록 할 수 있는 조치를 다 취해 줬지만 복통은 쉽게 사라지지 않았고 급기야 오심도 수반되어 구급차를 불러 큰 병원에 가야 할 상황이 되었다.

그날 따라 구급차가 출동을 나가 멀리 있었고 1시간 정도는 기다려야 하는 상황이었다. 마음 같아서는 내가 운전이라도 해서 가고 싶었지만 복통으로 인해 자신도 없었고, 주변의 환우들도 극구 말렸다. 시간이 갈수록 오심은 심해졌고 구급차가 오기만을 기다려야 하는 상황에 다른 병실의 환우 보호자가 큰 병원까지 데려다줘서 밤 12시가 다 되어서야 응급 조치를 받을 수 있었다. 주사와, 링거를 맞으며 한숨 자고 나니 병세가 호전되었다.

정신을 차리고 나서 생각해 보니 나를 걱정해 주었던 환우들과 먼 거리임에도 불구하고 데려다준 보호자분이 참으로 고마웠다. 암환자가 다른 암환자를 걱정해 주고 위로해 주는 곳에 내가 있는 것에 감사함을 느꼈다.

각종 검사와 항암주사를 맞는 외래 일정이 있는 날에는 하루 이틀 전에 집으로 가서 그동안 보지 못했던 아이들과 아내의 얼굴을 보며 즐거운 시간을 보냈지만 몸으로 놀아 줘야 하는 아이들과 함께하는 시간은 내게 힘든 시간이었다. 아빠를 많이 보고 싶어 하고 놀고 싶어 하는데 조금만 놀아 줘도 기진맥진해 버려 아내에게 부탁하기를 여러 번……. 많이 놀아 줘야 하는데 그러지 못해 아이들에게 미안했다. 특히 이제 두 살이 되었던 둘째 라온이에게 아빠의 사랑을 전해 주지 못하는 것 같아 더욱 미안한 마음이 들었다.

항암 치료가 시작되어 가장 힘들어 하던 5월은 둘째인 아들의 돌이 되는 날이기도 했다. 아들의 돌잔치를 그냥 넘어갈까 생각도 했지만 그러기엔 아들이 나중에 커서 서운해할 것 같아 아내와 나는 가족들과 식사와 함께 예배를 드리기로 했다.
생일 전에 야외에서 돌 스냅 사진을 찍기로 하였다. 아들과 나는, 그리고 아내와 딸은 각각 드레스와 코드를 맞춰 입고 사진을 찍을 준비를 하였다. 몸무게가 많이 빠졌던 터라 옷을 입으니 헐렁했고 항암 치료 직후라 얼굴빛은 좋지 못했다. 3시간 정도의 돌잔치 스냅 사진 촬영은 몹시 힘든 시간이었다. 하지만 최대한 가족들을 위해 밝게 웃으며 사진을 찍도록 노력했고, 아이들에게 아픈 모습의 아빠 얼굴을 남기고 싶지 않았다. 그저 먼 훗날 아들 라온이에게 좋은 추억을 남겨 주고 싶었다.

수술 후 10개월이 지난 지금은 항암 치료도 끝났고, 1시간

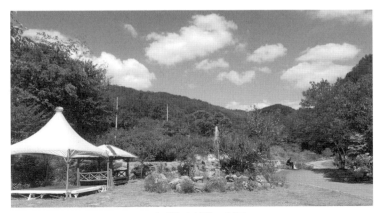
요양병원의 산책로 입구

정도 소요되는 병원의 앞산을 오를 만큼 체력도 많이 좋아졌
다. 사람들과도 많이 알게 되어 오고 가며 많은 환우들과 간
호사분들과 인사하는 게 일상이 되었다. 암스트롱요양병원
에 오길 참 잘 했다고 환우들과 종종 얘기하곤 한다. 우선 삼
시 세 끼를 골고루 균형 잡힌 음식을 먹을 수 있어서 좋고,
좋은 공기를 마실 수 있으니 좋고 큰 병원 가기도 멀지 않아
감사했다.

집에서 아내나 내가 이렇게 챙겨먹는다는 건 불가능하다
는 게 환우들이 공통적으로 하는 얘기이다. 내가 생각해도
집에서 쉬면서 항암 치료를 받는다고 생각하면 아내도 나도
스트레스를 많이 받았겠다 싶었다. 아이들도 어려서 아이들

에게 신경 쓰는 것도 힘든데 남편까지 챙겨야 하니 아내가 많이 힘들었을 것이고 이로 인해 부부 싸움도 많이 했겠다 싶다. 몸이 아파도 변하지 않는 건 부부 싸움이라는 것도 알게 되었다.

어딘가 특별히 아파 보이는 환우를 두고 "어디 아파?"라고 염려의 안부를 물으면 "몰랐어? 나 암환자야!"라고 말하면서 암환자이기에 가능한 우스갯소리에 한바탕 웃곤 한다.

지독한 항암 치료로 인해 컨디션이 나빠 보이는 환우가 있으면 다들 안부와 위로와 힘 내라는 말들을 건네는 곳, 여기 저기에서 환우들이 대화하며 웃음 짓는 모습을 보자면 내가 암환자임을 잊게 된다. 새로운 암환우가 오면 자신이 이곳에서 겪었던 장단점을 얘기해 주며 잘 오셨다며 암스트롱요양병원의 가장 좋은 3가지를 꼽으라면 "공기·음식·예배"라고 얘기해 주는 모습을 보면 내가 이곳 요양병원에 오길 잘 했구나 싶다. 처음에는 몰랐지만 시간이 지나 뒤돌아보면 감사할 수밖에 없는 최적의 환경을 하나님께서 내게 주신 것이다.

나도 새로 온 환우가 있으면 내가 처음 와서 받았던 감사한 일들을 환우들에게 전달하고자 노력했다. 말도 먼저 걸어 보고 필요한 치료가 어떤 도움이 되는지도 내가 아는 한도

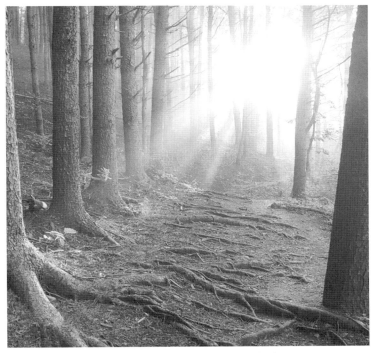
필자가 직접 촬영한 요양병원의 잣나무숲

내에서 열심히 설명해 주곤 한다. 은혜받은 자가 은혜를 베
푸는 자가 된 것이다.

수술 후 요양병원에서 지내는 동안 많이 했던 고민과 걱정
은 1년간 요양 후 직장으로 되돌아가도 내 몸에 또다시 암이
전이가 되거나 재발되지 않을까? 라는 생각과 고민이 참 많
았다.

재정 문제로 고민될 때 하나님께서 사람들을 통해 이 방법 저 방법으로 채워 주심을 체험하게 되었다. 참으로 놀라웠고 너무나 감사했다. 하지만 채워 주심의 은혜를 경험하면서도, 젊은 40대 가장이었던 나는 고민을 많이 할 수밖에 없었다.

몸을 생각해서 계속해서 쉬게 된다면 경제적인 문제는 어떻게 하지? 라는 생각을 솔직히 가장 많이 했다. 가끔은 "직장 복귀 문제는 우선 접어 두고 건강에만 신경 쓰자"라는 말을 자주 하곤 했다. 왜냐하면 지금 고민해 봐야 달라지는 것도 없기도 했지만, 내 마음 속에서는 내가 하나님께 병을 낫게 해 달라고 기도는 하지만 그렇다고 열심히 기도하는 것도 아니고 다른 한편으로는 나의 병 나음에 대한 확신과, 미래에 대한 불확실성에 대한 고민은 항상 나의 마음을 불편하게 짓눌렀다. 믿음 없음을, 내 신앙 양심의 가책을 느끼고 싶지 않았기 때문에 직장 복귀는 나중에 생각하자라고 자주 되내었던 것이다.

어떤 환우와 이런 저런 대화를 하다가 "신앙의 반대는 불신앙이 아니라 바로 염려와 걱정이다"라는 얘기를 듣게 되었는데, 그 말이 내게 크게 다가왔다. 그 이유는 "하나님 내 병을 낫게 해 주세요, 재발되지 않게 해 주세요. 고쳐 주실 것을 믿습니다, 소망합니다."라고 기도는 하지만, 그 기도보다

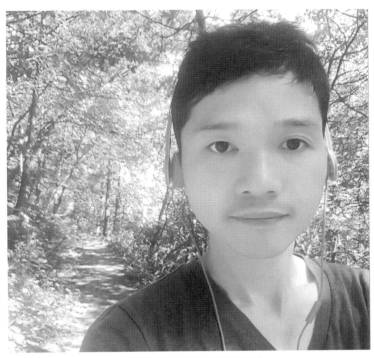
산책을 게을리 하지 않았던 필자

더욱 마음에 가득 차 있던 생각은 항암 치료가 끝나고 내년
에 회사에 돌아와 경제 활동을 해야 가족을 먹여 살리는 데
내 몸에 큰 문제는 없을까? 재발되면 어떡하지?라는 현실적
인 염려와 걱정을 계속해서 해 왔기 때문이었다.

　20년 넘게 신앙 생활을 한다고 했지만 지금 내가 불신앙의
자리에 서 있었구나라는 생각에 부끄러웠다. 그날 이후로 하
나님께 믿음 없음에 회개 기도하고 염려와 걱정하지 않도록

내 건강과 가정을 인도해 달라고 기도하게 되었다.

암이라는 병을 통해 저와 우리 가정의 신앙을 테스트한다고 생각하지는 않는다. 테스트당할 레벨도 못 되고, 오히려 지금 조금씩 자라고 있는 신앙을 더욱 견고히 해 주시는구나라는 생각이 들었다.

항암 치료를 받는 동안 힘든 시간들을 보내기도 했지만 무사히 치료를 이겨 낼 수 있었던 것은, 여러 신도분들의 중보기도였다. 결혼 후 아내를 따라 온누리교회에서 신앙 생활을 이어갔지만 특별한 활동 없이 조용히 주일에만 교회를 오갔던 나는 아는 사람이 많이 없었기에 누군가로부터 중보기도를 받는 다는 건 깊이 생각해 보지 못했다. 하지만 어려움이 내게 닥쳐왔을 때 전심으로 기도해 주시는 많은 사람들이 있었고, 나를 잘 모르시지만 중보기도 대상자라는 이유 하나만으로도 오고 가며 마주칠 때 환하게 웃으시며 인사를 건네고 진심으로 걱정과 위로를 해 주시는 신도들과, 중간 중간 검사 때마다 좋은 말씀으로, 위로의 찬양으로 안부를 전해 주셨던 순장님과 순식구들, 심방도 해 주시고 기도해 주시며 병이 많이 호전되었다는 얘기를 들으시면 내일처럼 기뻐해 주셨던 목사님과 리더십들, 또한 캐나다에 살고 계시며 과거에 암투병을 하셨지만 현재도 관리 중이신 얼굴도 알지 못하는 집사님의 위로와 권면의 메시지는 내게는 큰 힘이었다. 신앙 생활한다는 것이 바로 이런 것이구나.라고 느꼈고 몸은 아프고 힘들었지만 마음은 참으로 기뻤다. 암이라는 병을 통해 신앙 공동체가 어떠한 역할을 하는 곳이고 나 또한 어떻게 해야 할지를 조금은 알게 되었다.

아내와 나는 종종 이런 얘기를 나눌 때가 있었다.

좋지 못한 가정 환경과 불신앙의 속에서 우리가 신앙 생활하며 지내 온 것은 하나님의 은혜이며 하나님께서 우리가 가정을 이루게 해 주신 것과 하나, 라온이를 주신 것은 "믿음의 가정을 이루고 신앙으로 잘 키우라는 사명을 우리에게 주신 것이다"라는 얘기를 종종 나누곤 했다.

어려움 속에서도 나와 우리 가정을 위해 세우신 특별한 계획과 인도하심이 있음을 느끼게 되었다.

우리 가정을 위해 귀한 재정 후원과 기도 편지를 받은 적이 있었다.

기도 편지는 이렇게 쓰여 있었다.

하나님께서 우리 가정에 이 금액을 흘려 보내라는 마음을 주셨고 기도 중에 형제에게는 "너를 향한 특별한 계획을 가지고 있단다." 또한 자매에게는 "사랑하는 딸아 내가 너를 도와줄게."라는 말씀을 주셨고 하나님께서 애정 어린 눈빛으로 지켜봐 주시는 것 같다는 기도 편지였다.

비록 처음에는 위를 70%만 자르기로 하였지만 계획과 달리 100% 다 잘라서 아쉽다는 생각을 하곤 했다. 좀 더 위의 기능이 남아 있었으면 지금보다 더 좋았지 않았을까?라는 아쉬움이 한동안 마음 속에 있었다.

그러나 시간이 흘러 지금은 그때 위를 70% 자를 때 경계 부위에 암조직을 보이도록 해 주셔서 완벽하게 암조직을 걸러 낼 수 있게 해 주셔서 감사합니다.

너무 늦지 않게 병을 발견하도록 해 주심도 감사합니다. 그리고 건강을 회복할 수 있도록 좋은 환경 주심도 감사합니다.

항암 치료 잘 받을 수 있도록 해 주심도 감사합니다. 아이들과 놀아 줄 수 있는 체력 주심도 감사합니다.

귀한 신도들로부터 중보기도를 받을 수 있도록 해 주심도 감사합니다.

모든 것이 다 감사했다.

분명 상황은 달라진 것이 없지만 나의 마음에 귀한 감사라는 선물을 덤으로 주셨다.

2018년 2월이 되면 다시 한번 여러 가지 추적 검사를 시행하게 되는데, 지금도 여전히 내 마음 속에 염려와 걱정이 스

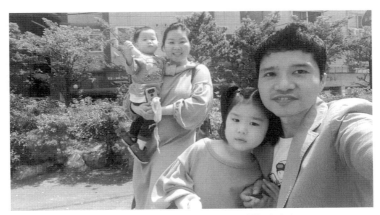
건강을 회복하여 일상생활에 복귀한 필자

멀스멀 올라옴을 자주 느끼곤 한다.

하지만 하나님, 그때마다 염려, 걱정하지 않고 하나님께 전적으로 맡길 수 있는 믿음을 주시고 하나님의 특별한 계획하심을 믿고 오늘도 한 걸음 나아가겠습니다. 저를 붙들어 주소서.

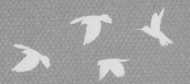

Episode 14

2018년 나의 소망을
위하여 달려라

– 위암 극복 체험 수기

입상_ **최남제**

삼성 아산 탕정의 현장에서 안전관리팀장으로 재직하던 중 작년 5월 초부터 명치끝에 심한 통증이 있어서, 천안의료원에서 위 정밀 검사를 받았습니다.

검사 결과가 안 좋을 수 있다고 한 의사의 말을 듣고 난 후 일을 해도 그 말이 항상 내 뇌리 속에서 떠나지 않아 두려움과 공포가 검사 결과 날까지 지속되었습니다. 왜 나에게 이런 일이 생겼나 하고 화도 나고 앞으로 어떻게 살아가지 등별별 생각을 하면서 머리는 아프고 삶의 의욕도 없던 시기였습니다. 어느 날은 집중력을 잃어버려 주차장에 주차한 차와 충돌한 일까지 발생했습니다.

지금은 웃음이 나오는 여유까지 생겼습니다. 시간이 흘러

위암 판정을 받고 여러 병원을 알아보다가 서울 보훈병원에서 최대한 빠른 시일에 수술이 가능하다고 하고 국비로 무상으로 수술할 수 있는 국가유공자 혜택도 있다고 하여 5월 26일 입원을 하게 되었습니다. 참고로 군대에서 훈련 중에 우측 무릎 연골 파열로 의가사 제대를 하였으며, 사회 생활하다가 2010년 서울 보훈병원에서 인공연골 이식 수술했고 신체 검사 후 국가유공자 7급이 되었습니다.

여러 정밀 검사 후 6월 5일 위 절제 수술을 하여 식도와 소장을 연결하는 개복 수술을 하였고, 수술이 끝난 후 3시간 뒤 복도를 걷기 시작했습니다.

주변 사람들은 나에게 대단하다고 말했으나 그 당시 침대에 누워 있지 못할 정도의 통증 때문에 속으로 울기도 웃기도 하면서 몇 일을 잠 못 잔 것이 아직도 생생하네요.
목사님, 전도사님, 지인들의 문병과 격려와 여러 사람의 도움으로 조금씩 나의 몸은 회복되어 갔습니다.

걷기 운동을 하던 도중에 무릎 통증이 심해 MRI 검사를 하고 정형외과에서 진료를 받았는데 무릎관절경 수술이 필요하다고 해서 바로 수술하려 했으나 혈액종양과에서 암 치료

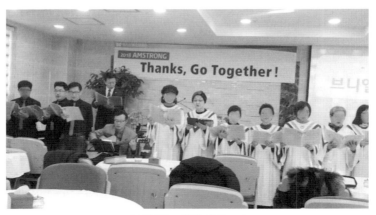

요양병원 교회의 예배 모습

가 먼저라 해서 치료받다가 퇴원하고 6월 17일 가평 암스트롱요양병원에 입원하게 되었습니다.

수술한 지 얼마 안 되었고 생소한 환경 탓에 쉽게 적응하지 못하고 한동안 고생하고 있을 때 아둘람 기독교 모임에 참석하여 찬양과 기도를 하면서 조금씩 마음의 안정과 치유의 시간을 보냈습니다.

규칙적인 운동과 여러 가지 치료를 받고 외부에 있는 현리교회의 예배도 참석하고 찬양도 하면서 조금씩 나의 소망을 하나씩 이루어 가는 중이었습니다.

무릎 통증이 심해져 8월 2일 서울 보훈병원에서 관절경수술하고 나니 체력이 바닥이 나게 되어 더딘 회복 기간을 보냈습니다.

그 기간에 병원 내의 교회 예배 참석과 찬양을 듣고 부르며 힘을 내면서 지내다가 8월 26일 퇴원하고 바로 항암주사를 맞는 관계로 암스트롱요양병원에 입원을 할 수가 없었습니다.

여러 가지 이유로 병원 근처에 있는 모텔에서 하루를 보내고 그 다음 날 요양병원의 셔틀 버스를 타고 오면서, 같이 항암 치료를 받은 환우들과 대화를 나누며 마음의 부담을 줄일 수 있게 해 준 것에 지금도 감사하고 있습니다.

병실 배정도 받고, 원장님과 치료 면담도 하고, 식사도 하며 환우들과 대화를 나누면서 조금씩 적응해 나갔습니다.

한방통합센터에서 한방 치료와 고압 산소 치료를 받으면서 면역력주사와 고주파 온열 치료를 병행한 후 바닥난 나의 체력도 조금씩 회복되고, 어느 순간 잣나무 숲 속을 걸으며 신선한 공기와 가을의 풍성한 풍경을 보고 시냇물의 정감 나는 소리를 듣는 여유까지 생겼습니다.

　아직도 생각나는 것은 외부 찬양 공연과 병원의 앞마당에서 환우들과 찬양하며, 저녁 식사 후 황토방에서 환우들과의 사소한 이야기, 그리고 암 치료 관련 정보를 공유하며 건강한 삶이 무엇인지 많은 생각을 갖게 되었습니다.

　11월 8일 퇴원 후 인쇄업하는 친구의 일을 도와주며, SK · 삼성 · LG반도체에 인쇄물 납품하는 일을 하면서 사회 생활에 적응을 한 덕분에 12월부터 청주 SK하이닉스, 삼성 고덕 현장에서 안전관리 일을 하였지만 체력의 한계와 재발 우려로 다시 요양병원에 재입원하여 면역력 강화에 초점을 맞추려 노력 중에 있습니다.

　공모전을 통하여 나의 암 투병 과정을 정리하면서 지난날의 나를 반성하고 환우들과 함께한 희로애락을 느끼며 좋은 추억들을 생각하며 살아 있음에 하나님께 감사합니다.

　'실패는 성공의 어머니'라는 격언이 있듯이 나를 다독여 주고, 다시 나의 소망을 위하여 달리기 위해 준비 운동을 하고 있습니다.

암스트롱요양병원을 선택하여 절대적이고 평안하게 나의 건강 회복에 큰 도움을 준 것에 무한한 감사를 드리며, 앞으로 건강 관리를 잘 하여 세상의 빛과 소금이 되도록 노력할 것을 다짐합니다.

감사합니다.

은혜와 치유의 동산
암스트롱요양병원에서
– 직장암 극복 체험 수기

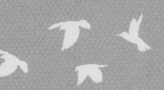

_ 현정애(가명)

"어머님, 직장암이에요."

처음 장 내시경을 검사해 주신 의사 선생님의 말하기 힘든 듯한 말씀이셨다. 조직 검사 후에 보자고 하시는 말씀을 듣고 진료실을 나오는데 이상하게도 난 마음의 아무런 요동도 없었다.

그냥 가슴 속에 무언가 든든한 것이 있는 듯했다. '아! 하나님을 믿는다는 것이 이런 것이구나'라고 느끼며 나는 무한한 감사를 드렸다.

하나님께서 급하게 서둘러 치료를 시작케 하셨다. 서울로 가서 CT를 찍은 결과 직장이 꽉 막히고 간에도 전이가 되고 폐도 약간 의심스럽단다. 빨리 수술을 하지 않으면 나는 한 달도 못 산다고 하셨다. 하나님은 처음 정해졌던 수술 날짜를 바꾸시고 의사를 바꾸시고 시간까지 앞당겨서 수술을 받

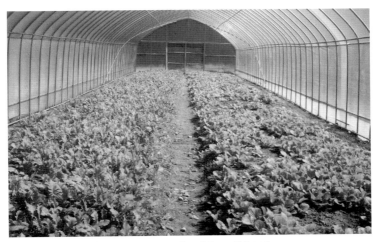

요양병원의 유기농 하우스 내부 모습

게 하셨다. 최후의 극단적인 말씀을 하시면서 나의 병세를 걱정하시던 의사 선생님은 장시간의 수술을 마치고 나오시면서 잘 되었다고 너무 기뻐하시더란다. 회복도 빨랐다. 그리고 한 달 후에 종합병원으로 가서 정밀 검사를 받고 간 절제 수술을 받았다.

회복 중에 있을 때 교우 중 한 분(황문숙 권사)으로부터 강원도의 암 전문 암스트롱요양병원을 소개받았다. 암 요양병원이 뭐 하는 곳인지 잘 몰랐던 나는 일단 가 보기로 하고 지인들과 함께 방문을 했다. 환자들의 얼굴에 하나같이 그늘이 없고 참으로 명랑하고 쾌활한 모습에 누가 암환자일까 싶은 모습을 보고 놀라웠다. 나는 항암 치료를 앞두고 골난 사람

같았는데…. 내가 있는데 왜 가느냐고 하는 딸에게 한 달만 다녀오마 하고 1차 항암 치료 후 바로 암 전문 요양병원에 입원을 했다.

환우들의 활기찬 모습들이 보기 좋았다. 고루고루 정성껏 차려 주신 음식 앞에 나 자신과 환우들과 만들어 주신 분들을 위해 기도하니 정말 즐겁고 맛있어서 식사 시간이 기다려지기도 했다.

며칠 되지 않았을 때 어느 남자분이 나에게 많이 뵌 분이라고 인사를 한다. 알고 보니 30여 년 전 목회하던 교회의 성도이셨다. 내 뇌리에 30년 전의 필름이 얼마나 빠르게 돌아가는지…. 하나님은 왜 건강한 때가 아닌 이때 암 전문 요양병원에서 옛날 아끼고 사랑하던 성도를 만나게 하실까? 절묘했다.

아침마다 창문을 열면 상쾌한 공기와 예쁜 새들의 노랫소리를 들으며 시작하는 암 전문 요양병원의 생활이 즐거웠다. 날마다 있는 프로그램도 바쁘게 따라 했다.

에어로빅과 억지로라도 웃어야 한다는 강사님을 따라 소리 내어 웃기도 하고 모르는 가요도 따라 부르고 춤도 추던 웃음 치료 시간, 처음 접해 보는 시간에 조용히 나를 돌아보고 격려와 위로를 주는 음악 치료 시간은 아주 유익하였다. 토요일이면 영화를 관람하고 무엇보다도 내겐 아침, 저녁의

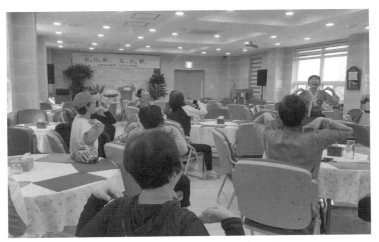
암환우들을 위한 프로그램 웃음 치료 모습

예배 드림이 은혜이며 행복이었다.

그러던 어느 날 건강 검진했던 병원에서 유방암이 염려되는 부분이 있으니 재검을 받으라는 연락이 있었는데 그 즈음에 한 쪽 가슴과 겨드랑이의 연결 부분이 기분 나쁘게 아파서 매일 신경이 쓰였다. 아침 기도 시간에 구체적으로 간절한 기도를 드렸다. 그때 등의 한 부분에 뜨거운 불침을 맞는 느낌이 있었다. 처음에는 이상해서 햇빛인가 하며 눈을 뜨고 살폈다. 그 증상이 계속 이어짐에 하나님이 치료해 주심을 깨닫고 감사하니 그 후로 아프지 않았다.

여름밤 새벽 1시 반이 되어도 도무지 잠이 오지 않는데 창밖으로 큰 별이 보이길래 아예 밖으로 나가 보니 이게 웬일

15. 은혜와 치유의 동산 암스트롱요양병원에서 - 직장암 극복 체험 수기

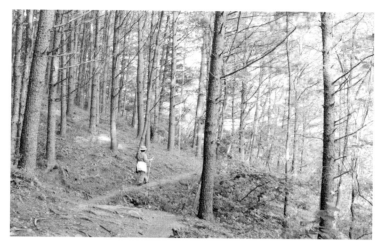
요양병원 옆 잣나무가 울창한 산소길

인가? 어릴 때 보았던 내가 그토록 그리워했던 은하수가! 쏟아지는 듯한 별무리들의 반짝거림을 보고 나의 소원을 이룬 듯 설레이며 이렇게 오염 없는 맑고 깨끗한 곳에서 지내게 하심에 또 감사했다.

날마다 산책할 수 있는 산길이 참 좋다. 몸이 허락되는 대로 민둥산 · 풍욕장길 · 등산길 등으로 건강해짐을 느끼며 복식 호흡을 해 본다. 예쁜 다람쥐들도 사람을 무서워하지 않는 듯 피하지도 않는다. "다람쥐야, 도토리 점심 쌌니? 도토리가 아직 안 영글었어." 나는 대답하듯 혼자 얘기도 해 봤다.

어느 날 나와 룸메이트 두 사람이 오전에 산책을 나갔다가 길을 잃었다. 찬양을 하며 눈에 띄는 알밤을 주우면서 깔깔

거리고 가다 보니 완전히 길이 없어졌다. 두 시간을 헤메다가 간신히 찾아 내려와서는 셋이서 말도 못 하고 사흘 동안 몸살을 앓기도 했다. 암스트롱요양병원은 참 재미있는 추억을 많이 주었다.

날마다 다니는 길이지만 오후 늦게 가게 되면 저 산꼭대기만 햇빛이 있어 순간 난 모세가 본 호렙산을 생각하고 나에게도 이러한 광경을 보여 주셨음에 가슴이 두근거리며 은혜를 받은 적도 있었다. 그리고 산책길 끝에 가서는 맘껏 소리쳐 "주여!" 주님을 부르면 주님은 내게 다가오셔서 "내가 다 안다." 하시며 안아 주시듯 날 눈물을 흘리게 하신다. 작은 소리로 또는 큰 소리로 또 외친다.

★ 내가 예수님의 이름으로 명하노니,

① 내 속에 있는 더러운 질병의 근원과

② 더러운 노폐물과

③ 더러운 불순물은 이 시간에 완전히 사라질지어다. 아-멘!

★ 내가 예수님의 이름으로 선포하노니

① 나에겐 암의 재발은 없다.

② 암의 전이도 없다.

③ 그러므로 다시 수술함도 없다.

④ 나는 예수님의 이름으로 승리했다.

할렐루야!

이렇게 외치고 기도하고 싶어 날마다 산에 갔는지도 모른다. 그리고 항암 치료를 마치고 하나 더하여 "나는 예수님의 보혈로 완치되었다."라고 말하면 때로는 동행한 환우들도 "아—멘" 하면서 따라 하기도 한다.

산에서는 여러 가지 상상을 하면서도 즐겁게 웃을 수 있어서 치유에 도움이 된다.

어느 잘라진 나무 밑동은 귀여운 작은 짐승 같기도 하여 말을 걸어 보기도 하고 어떤 돌과 나무 뿌리는 꼭 징그러운 파충류 같기도 하다.

한 번도 눈으로 보지 못했던 딱따구리를 보고 너무 신기했다. 얼마나 열심히 나무를 쪼아대는지 시간 가는 줄도 모르고 서서 구경을 했다.

매일 아침 회진 때마다 "안녕하세요. OOO님"라고 말씀하시는 원장님의 친절하심, 통합의학센터장님은 자상하시고 세밀하게 상담해 주시고, 찬양을 너무 잘 하시며 말씀으로 은혜 주시는 목사님, 이렇게 아름다운 자연과 또 만남의 복을 통하여 치유가 이뤄졌다.

마지막 혈액 검사지를 내게 주시면서 원장님은 기쁜 소식을 전해 주셨다.

"100% 정상."

언제나 웃음과 상냥함으로 주사를 맞고 아파하면 안쓰러워하시던 간호사님들, 항상 변함없는 복지사님, 기도와 위로로 힘을 주시던 상담실장님, 추우나 더우나 새벽부터 수고해 주시던 이모님들, 심혈을 기울여 좋은 음식 만들어 주시는 영양사님과 조리사님들, 참으로 고마웠다. 철수 아저씨 고마워요.

누구보다도 한 지붕 아래 살면서 서로 아껴 주고 도와주며, 항암 치료를 하고 힘들어 하는 환우를 토닥여 주며 눈물도 흘려 주시고 항암 치료가 끝났다 하면 내 일인 양 박수도 쳐 주시고 건강 회복을 위해 열심히 노력하는 환우들, 참 재주도 많고 똑똑하고 훌륭하신 아까우신 분들, 주님! 저들도 저처럼 속히 병을 완치시켜 주시기를 기원합니다.

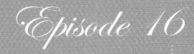

Episode 16

항상 긍정적인 생각이
암을 치료할 수 있다
− 직장암 극복 체험 수기

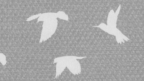

최우수상_ **이영희**

안녕하세요. 이영희입니다(당시 57세).

2012년 9월 강남세브란스병원에서 직장암이라는 판정을 받고 너무 충격이 컸습니다. 앞이 캄캄했습니다.

'남편과 우리 아이들을 어떻게 해…. 나는 이제 죽잖아….'

눈물이 펑펑 쏟아지고 정말 많이 울었습니다.

'내가 암에 걸렸다는 사실이 알려지면 나보고 뭐라고 할까?'라는 생각이 들었습니다.

부끄럽고 자존심 상해 다니던 직장을 정리하고 동료들과 친한 친구들의 연락도 끊어 버렸습니다. 두 아들이 충격을 받는 게 두려워서 말할 수가 없었습니다.

그러던 중 공황 장애가 왔습니다. '이젠 죽는구나.' 하고 용기를 내어 아들에게 놀라지 말라고 하면서 내가 직장암이라는 사실을 말했습니다.

아들은 속으로 깜짝 놀랐겠지만 태연하게 "엄마, 걱정하지 마세요. 요즘 암은 감기예요." 하면서 "정신줄을 놓으시면 안 돼요."하며 빨리 큰 병원으로 가셔야 한다며~. 그 한 마디에 '공황 장애'가 싹 없어지고 바로 강남세브란스병원에 입원하여 정밀 검사를 받았습니다.

문제는 몹시 컸습니다. 직장암에서 간 전이, 폐는 의심~. 정말 살 수 있을까? 하는 낙심……

먼저 항암 치료하고 2013년 1월에 수술하였습니다. 저는 그때 내 인생이 마지막이 될 수 있겠구나 하고 남편과 두 아들을 부여안고 울면서 수술실로 들어갔습니다.

직장과 간 수술을 12시간이라는 긴 시간 동안 끝난 후 가족들의 목소리가 들렸습니다. 순간 아! 이제 살았구나! 당신을 못 보는 줄 알았는데 '아들아, 엄마가 못 보는 줄 알았는데.' 하며 온 가족이 눈물 바다였습니다.

의사 선생님께서 수술이 깨끗하게 잘 되었다고 말씀하시며 용기를 주셨습니다. 너무 감사했습니다.

공기 좋은 곳에서 살아야 할 터인데 하고 걱정하고 있는데 강남세브란스병원 병실의 환우가 좋은 요양병원이 있다고 알려 주었습니다. 그래서 알게 된 곳이 암스트롱요양병원이었습니다.

요양병원에 입원하면서 항암 치료를 12번 받기 시작했습

16. 항상 긍정적인 생각이 암을 치료할 수 있다 - 직장암 극복 체험 수기

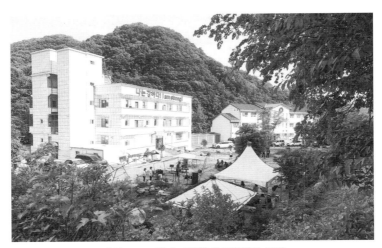
야외 프로그램이 가득한 요양병원의 전경

니다. 남편과 아들이 지극 정성으로 간호했고 가족의 힘으로
용기를 내기 시작했습니다(지금 생각하면 얼마나 감사한지…….).
항암 치료 중에는 병든 닭처럼 2박 3일 동안 물 한 모금 못
먹고 잠만 자기도 했습니다. 먹는 것도 없는데 토하고 너무
힘들었습니다. 항암 치료를 마치고 요양병원에 오면 언제 그
랬듯이 식사와 산책을 할 수 있었습니다. 매번 항암 치료할
때마다 항상 똑같은 상황에 난 암스트롱요양병원이 있음에
얼마나 감사했는지 늘 감사했습니다.

  그러면서 고주파 온열 암 치료와 비타민 C 요법, 압노바·
헤리·셀레나제·한방 치료·산행을 병행하면서 황토방·
온열 요법·고압 산소·족욕 등……. 이러한 치료를 받으면

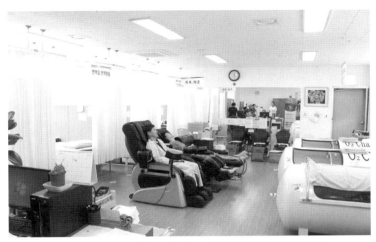

암환우의 면역력 관리를 해 주는 요양병원의 통합의학암센터

서 항암 치료의 독소가 빨리 치료되었나 봅니다.

그리고 항암 치료가 끝나고 6개월 후 CT 결과 폐의 의심 부분이 진해졌다고 했습니다. 방사선 치료를 하라는 병원의 말이 너무 무서웠습니다. 요양병원에 있으면서 항암 치료와 방사선 치료의 휴유증으로 세상을 떠나는 환우들을 너무 많이 보았습니다.

요양병원에 입원하여 나에게 맞는 처치법을 알아 냈습니다. 각 병원의 의사 선생님을 만나면서 생각했습니다. 항암 치료와 방사선만이 치료가 다는 아니구나! 방사선을 포기하고 자연 치료법에 들어갔습니다. 한방 치료와 양방 치료를 병행하면서 나만의 치료법에 들어갔습니다.

폐에 있는 0.8 크기를 3개월 단위로 관측하면서 CT와 피검사 후 의무기록지와 결과지를 보며 한 달 전과 ⊖ ⊕ 체크하고 양방 의사 선생님과 상의하고 세 끼의 음식을 먹으면서 대변 상태를 체크하고 하루하루 일기를 쓰기 시작했으며, 풍욕 · 족욕 · 산행 · 비타민 C 요법 · 스트레칭 · 목욕 · 독소 배출(커피 관장), 명상 그러면서 체온 조절. 늘 피곤하고 나른한 몸에서 변화(몸이 좋아지는 변화 체크). 이런 과정을 지켜보면서 6개월 한 번 CT 검사 1년 지나 의사 선생님의 말씀은 부드러워지고 그대로 있으며 임파선도 깨끗해졌다는 거예요.

CT 찍고 피 검사하면 의무기록지와 검사지를 암스트롱요양병원 원장님께 아주 자세히 설명해 달라고 하고 해석을 부탁했습니다. 병원의 의사 선생님께서 말씀하시지 않은 부분까지 알게 되어 내 스스로 몸을 치료를 하며 관리했습니다.

例 목 부분에 염증이 있다면 목 검사를 해 봐야 합니다.

이런 부분들이 요양병원에 있으면서 의사 선생님의 도움을 받을 수 있는 큰 장점인 것 같습니다.

의사 선생님께서 그래도 몸에 암세포가 있으니 수술하라고 하시더군요. 용기를 내어 기도 끝에 수술. 2015년 3월 오른쪽 0.8 크기 그대로 수술하고 항암 치료하라고 하시는 데

거부했습니다. 그 후 자연치유에 더 집중했습니다. 수술은 하되 항암, 방사선은 무조건 하는 게 아니고 차도를 보면서 해야 한다고 저는 생각했습니다.

면역력을 올리는 데 신경을 쓰고 음식을 맛있게 먹고 에너지 관리에 신경을 썼습니다. 그 중 밥은 안 먹어도 꼭 하는 치료법이 있습니다. 족욕 · 커피 관장 · 산행 · 온열 치료 · 한방 치료 나한테는 정말 중요했습니다. 몸의 독소를 빼는 것을 중요시했고 몸이 가벼워지고 면역력이 올라감을 체험했습니다.

6개월에 한 번 CT 검사 때마다 가슴은 두근두근~. '의사 선생님은 최선의 역할 적절한 길 안내자일 뿐 내 병은 내 노력과 '마음가짐에 있다는' 정신적인 건강을 가장 큰 원칙으로 똑같은 치료 방법과 약을 쓰더라도 긍정적인 마인드가 치료가 된다. 환자 스스로가 공부해야 한다.' 많은 체험을 해 보고 나의 몸에 맞는 것을 나의 것으로 만드는 것이 현명한 치료법이라 생각했습니다.

삶 속에서 배우고 성장하는 대상도 찾고 기회로 받아들이고 책 읽기, 고스톱 등 자기가 좋아하는 취미 생활도 하면서 기분이 좋아지고 존재감 · 자신감 · 만족감이 생기면서 활기찬 내 모습을 보게 되고 암 투병 전후로 삶이 달라지는 모습, 지금의 생활을 행복하고 감사해하는 마음으로 중심이 잡혀

16. 항상 긍정적인 생각이 암을 치료할 수 있다 – 직장암 극복 체험 수기

있다는 것에 나 자신을 돌아보면서 대견스럽다 할까.

내가 '암환자가 되었다는 것이 완전 쓸모없는 인간인가?' 하는 의문에 대해서도 내 안에서 그 의미를 찾게 되었습니다. 나 자신 수용할 것은 수용하고, 내려 놓을 것은 모두 내려 놓았습니다. 그러자 걱정·두려움·근심에서부터 편해지기 시작했습니다.

세상을 바라보는 관점이 크게 바뀌게 되었습니다. 신앙의 믿음도 가까워지기 시작하면서 기도도 열심히 하게 되고 영적인 에너지를 제대로 발현할 수 있다는 것에 큰 치유 에너지를 받았습니다. 근심·걱정·나쁜 생각으로 에너지를 낭비하는 일은 이제 내려 놓고 내 나름대로 늘 긍정적인 마인드로 즐겁게 생활했습니다. 인생을 알고 죽음을 알게 하고 행복을 알게 해 준 것에 너무너무 감사한 나날을 보내면서 지냈습니다.

직장암을 선고받은 지 5년 2017년 9월 25일 검사 결과 암세포 없이 깨끗하다는 의사 선생님의 완치 판정을 받고 중증 환자에서 벗어났습니다. 너무 감사하고 고마웠습니다.

남편과 가족 두 아들한테도 내가 완쾌되게 도와줘서 고맙다고…….

가족들은 너무 행복해하고 홀가분한 기분이었습니다.

이제 중증에서 끝났지만 늘 항상 초심을 잃지 않고 치유하

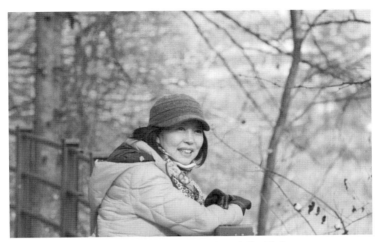
항상 감사하는 마음으로 살고 있다는 필자

고 있으며 암환자는 절대 스트레스를 받아서는 안 됩니다. 주변의 스트레스를 받는 환경은 나 자신이 피하는 것이 현명하고 명상도 스트레스 해소법에 좋습니다. 맑은 공기를 자주 마셔서 공기 순환, 정화시켜 주는 습관, 건강을 지키기 위해서는 '마음가짐이 중요'합니다.

암은 오로지 나 자신만이 낫게 할 수 있습니다. 그리고 가족과 함께 참여하면 최상입니다.

사랑과 관심을 바탕으로 늘 긍정적인 생각이 암을 치료할 수 있다고 봅니다.

제 글이 여러분들에게 참고가 되고 도움이 되셨으면 합니다. 감사합니다.

Episode 17

그리스도 안에서의 평화

– 폐암 극복 체험 수기

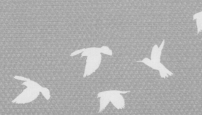

특별상_ **진성구**

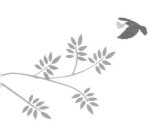

　어느덧 입원한 지 10일이 지나고 있습니다. 일 년 전 세브란스병원에서 폐암 수술 후 작년 말까지 직장 일에 전념하다 보니 내 몸의 관리가 되지 않아 잦은 감기와 몸 상태가 다운되어 힘이 들고 여기저기 알아보다 인터넷에서 교회가 요양병원을 운영하고 있다니 귀가 솔깃하더군요. 내가 다니는 교회의 집사님도 병을 치유하고 있어서 신뢰가 갔습니다.

　1월 16일 첫날 서울대에서 셔틀 버스를 타고 가족과 헤어지는데 마치 30년 전 군대 입대하는 기분이었습니다. 하지만 내 마음속에는 27년 동안 다니던 직장도 내려 놓고 건강 회복과 신앙 회복 두 가지를 기도 제목으로 정하고 있었고, 무엇보다 산 속에서 그동안 잃어버렸던 나를 찾고 싶었던 열망이 컸습니다. 하지만 50대의 가장으로서 가족을 위해 미안했고 배웅 나온 아내와 딸 아들을 뒤로한 채 셔틀 버스에 몸을 실고 오는 동안 내내 내 가슴 속에는 먹먹함과 설렘, 나의 모든 것을 내려 놓음을 실천하고 싶었습니다. 지천명의 나이에 천명을 알고픈 자아 발견이 내심 기대를 갖고 있었던 것 같습니다.

16일 첫날 아내가 정성스레 싸 준 가방을 풀고 식사를 하러 가는데 어떤 사람이 예배실에서 매일 예배가 있다는 것이었습니다. 사실 건강 회복, 자아 회복, 자아 발견이 나에게는 먼저라는 생각이었고, 퇴원할 때쯤이나 신앙은 회복해야지 했는데 나의 생각은 완전히 틀렸습니다. 가슴 속에 불현듯 드는 생각은 이곳이 주님이 예비하신 곳이고, 부족한 나를 발견하려고 인도하시는구나라는 생각이 들었습니다. 첫 예배를 드리면서 하염없이 눈물이 나는 이유를 지금은 조금씩 알아 가고 있습니다.

첫날 오후 운동 코스를 몰라 혼자 서성이고 있을 때 여자 환우가 친절하게 내게 다가와서 동행해 주었고 자기는 절에 다니지만 병원의 교회에서 매일 예배도 있다며 친절히 알려 주었습니다. 이곳의 첫 인상은 에덴 동산이었고 오아시스를 발견한 듯하였습니다.

17. 그리스도 안에서의 평화 – 폐암 극복 체험 수기

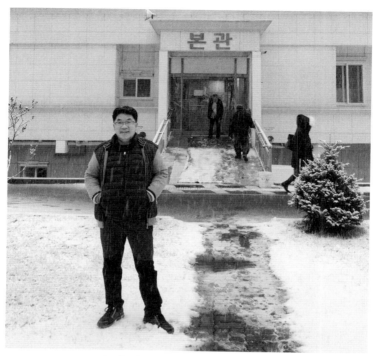

눈이 오는 요양병원 본관 앞에서 필자

모든 환우들이 항암 치료하고 재발암으로 투병 생활이 힘들 텐데 항상 밝게 웃는 모습에서 '이건 뭐지?'라는 생각이 들었습니다. 참으로 투병을 하기 위해 각자 노력하는 모습 오고 가는 트레킹 길에서 "수고하십시오." 라는 말이 참으로 정감이 가고 격려가 되었습니다.

눈 덮인 산길을 걸을 때에는 잠언서에 수록된 말씀을 들으며 운동을 하였는데 내가 마치 성경 속의 주인공 같았고 솔로몬 같다는 생각이 들 정도로 환경이 너무나 좋았습니다.

나는 신앙이 매우 얇기에 신앙을 키우기 위해 예배에 매일 참석해서 목사님 말씀을 들었습니다. 목사님의 설교 말씀은 머릿속에 너무나 잘 들어왔고 그 메시지가 다 내 얘기 같아 저의 마음을 치유해 주었습니다.

내 의지와 계획은 맨 나중에나 신앙을 회복하려 했었는데 하나님께서는 예배 회복을 첫 번째로 행해 주셨습니다. 옆방의 환우를 통해서 첫날부터 저를 교회로 인도하셨고 첫 주부터 성가대와 찬양팀에 합류시켜 주셔서 병원에서의 신앙 생활을 즐겁게 만들어 주셨습니다. 결과적으로는 병원 생활의 적응에 큰 힘이 되었고 제 마음도 기쁨이 넘쳐나기 시작했습니다.

저는 두란노 아버지학교 서부 지부를 찬양 간증 등으로 섬기는 스탭으로 10년간 봉사하였습니다. 부족한 제가 이곳에서도 순종하는 마음으로 찬양하기를 원했습니다. 예배와 찬양으로 모든 환우들이 힐링이 되었으면 하는 바람이 있습니다. 모든 환우들이 힘든 육신을 내려 놓고 예배 앞으로 나오기를 소망해 봅니다. 믿음이 없는 분들을 모두 전도하고 싶은 것이 저의 마음입니다. 주님의 손에 이끌리어 주님의 품에 안기기를 기대해 봅니다.

이곳에 얼마나 있을지 모르겠지만 잃어버린 건강을 되찾고 신앙의 본이 되고 잃어버린 나를 찾기를 원하고 있습니다. 이곳 요양병원에서 요양 기간이 나의 후반전을 준비하는 하프 타임이라 생각합니다. 부족한 종이 누군가에게 기쁨이 되고 눈물이 되고 희망이기를 소망합니다. 그래서 너스레를 떨며 5% 부족한 듯 지내고 있으며 감사한 마음으로 지내고 있습니다.

이런 상상을 해 보기도 합니다. 여기서 암 치료를 받고 언젠가 하나님께서 천국 전화(0191 영혼 구원-66-3927)를 주시면 언제나 즐거운 마음으로 하나님께 달려가는 천국 소망을 상상해 봅니다. 저 혼자 이름을 지어 봤는데 그 이름을 '암스페밀리(Amsfamilly)'로 지어 봤습니다. 주님의 팔에 안기어 쉼을 얻는 이곳에서 한 달, 두 달 지내다 보면 하나님의 임재를 경험할 수 있을 것입니다. 저는 환우들을 섬기고 기쁨을 주는 한 마리의 작은 양이고 싶습니다.

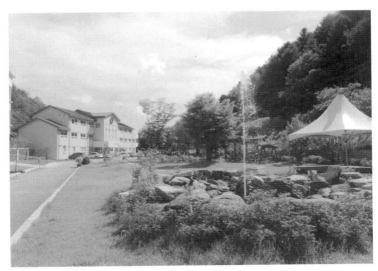

요양병원의 야외 정원

여러 환우들을 사귀다 보니 전도 대상도 생기고 그분들을 위해 노력하면서 기도하고 있습니다.

이곳은 하나님의 약속의 땅이 틀림없습니다. 모든 환우들이 밝은 모습으로 치료받고 있고 직원들의 섬김 특히 진심으로 치유를 바라는 직원들의 선한 행함이 있고 청소하시는 여사님들과 식사를 준비하시는 여사님들의 헌신이 참 고맙고 감사합니다.

사실 폐암이 재발될까 두려움도 있지만 이곳에서 치료하

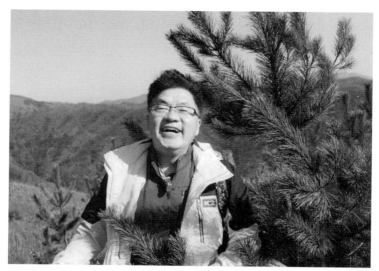
요양병원 산책로 정상에서 필자

는 프로그램에 내 몸을 맡기고 열심히 치료받다 보니 나는 행복한 사람이라고 느낍니다. 의료 장비의 4채널 고주파 치료를 받고 나니 내 몸 속의 암세포가 땀으로 치유되는 느낌입니다. 통합 치료와 면역 치료는 내 몸의 컨디션을 한층 높여 주어 충전된 에너지를 가지고 산 속 트레킹의 길을 걸을 땐 활력이 넘칩니다.

내가 이곳에서 병의 치유를 받고 사회로 돌아갈 때면 무척 이곳이 그립고 추억으로 자리하고 있을 것 같습니다.

사랑하는 환우 여러분, 가칭 암스페밀리 여러분, 여호와

라파 하나님은 오늘도 쉬지 않고 여러분 모두를 치유의 은사로 은혜 주시길 원하시고 계시니 절대 포기하지 마시고 하나님의 놀라운 계획을 꼭 모두모두 치유받고 받은 사랑을 많은 사람들에게 나누는 환우가 되길 주님의 이름으로 기도해 봅니다.

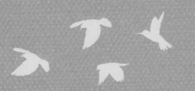

Episode 18

영의 양식으로
암을 극복하다
- 폐암 극복 체험 수기

입상_ **유봉순**

　2016년 11월 12일 이대 목동병원에서 건강 검진을 받고 버스를 타고 집에 돌아오는 도중 다시 병원으로 되돌아올 수 있느냐는 병원의 전화를 받고 병원으로 다시 되돌아가게 되었습니다. 폐 X-Ray에 이상이 보인다며 CT 촬영을 해야 한다는 것이었습니다.

　일주일 뒤 폐암 진단은 온 가족의 가슴을 철렁 내려앉게 만들었습니다. 그런데 어찌된 일인가? 내 마음은 너무도 평안하였습니다. '내 나이 62세~ 지금은 백 세 시대를 외치지 않는가? 옛날에는 내 나이면 많이들 죽지 않았는가? 그래서 환갑잔치를 해 주었던 게 아닌가? 40대도 아니고 50대도 아닌데……. 아이들도 다 컸는데……. 조금 일찍 천국에 가는 것뿐이지?' 라는 생각이 뇌리를 스치면서 왠지 모르게 신기할 정도로 찾아오는 마음의 평안은…….

양쪽 폐에 있는 3개의 덩어리가 모두 암이면 골치 아픈데…. 라는 집도의 교수님의 염려도 아랑곳없이 2016년 12월 26일 1차 왼쪽 폐 수술, 2017년 2월 10일 오른쪽 폐 수술을 성공적으로 마치게 되었습니다.

그런데 이것이 전부는 아니었습니다. 관리, 관리, 관리……. 어찌해야 하는지? 참으로 어려운 숙제였습니다. 이 말에 기웃, 저 말에 기웃, 이 약에 기웃, 저 약에 기웃……. 제 귀는 팔랑귀가 되었습니다.

그러던 도중 4년 전부터 담도암으로 투병 생활하시고 계시는 저의 집 옆에 사는 초등학교 교장 선생님을 만나게 되어 도움을 요청하게 되었던 것입니다. 그분의 권면은 첫째는 마음가짐이요, 둘째는 환경이며, 셋째가 음식이라는 것이었습니다. 아무리 좋은 음식도 마음이 편치 않은 상태에서 먹으면 독이 된다는 것을 아주 강하게 강조하셨습니다. 이 말씀은 제 가슴을 벅차게 만들었고 음식이 제일 중요한 줄 알고 신경 써 왔던 저로선 몸을 재정비하는 계기가 되었습니다.

그렇게 편하게 수술을 마쳤건만…….세월이 흐를수록 전이에 대한 두려움은 제 마음을 불안하게 만들었습니다. 집에선 도저히 요양할 수 없다는 판단과 가족의 도움으로 6월 28

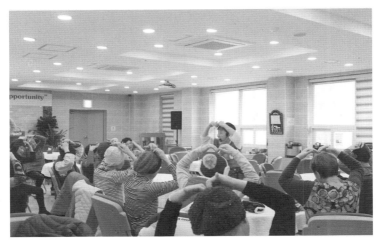
암환우를 위한 웃음 치료 모습

일 '암스트롱요양병원'에 입원하게 되었습니다.

아~ 이게 웬일입니까? 이런 병원이 있다니 참으로 놀라운 일이었습니다.

오전 5시 50분 새벽 예배, 오후 6시 40분 저녁 예배.

매일 아침 저녁으로 예배를 드리는 것이었습니다. 아침 저녁으로 먹는 영의 양식은 제 마음을 배부르게 하는 것이었습니다.

그 배부름은 마음의 평안으로 이어졌고 목사님의 뜨거운 말씀은 암세포를 박살시키는 도구가 되는 것이었습니다.

세월이 지날수록 하나님이 이 병원의 주인이라는 것을 알

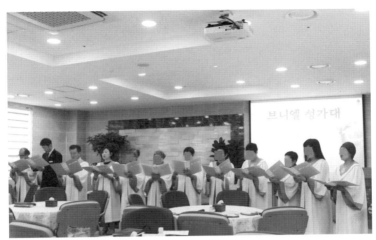
암환자 영적 치유(브니엘성가대)

게 했습니다. 통합 암센터는 친정집에 가는 것 같았고 매일 매일 바뀌는 새로운 식단은 치료의 영양제가 되는 것 같았습니다.

이 어찌 집에 있었다면 먹을 수 있는 음식이겠습니까?

'맑은 공기'·'잣나무 숲 속의 상큼한 풀내음'·'뜨끈뜨끈한 온돌'·'웃음 치료'·'풍욕'·'영화 상영'·'색소폰 연주' 등 마치 저는 천국에 살고 있는 것 같았습니다.

이렇게 솟구치는 기쁨은 3번의 정기 검진에서 '깨끗하다'라는 결과를 나오게 했습니다.

이 모든 것이 매일 드리는 귀한 예배 덕택이라는 것을 가슴 깊이 느끼며 감사한 마음을 이 공모전을 통해 드리고 싶

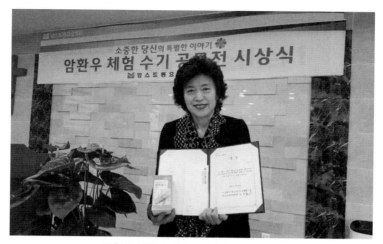
암환우 체험 수기 공모 시상식에서 필자

습니다.

뒤늦게 안 사실이지만 병원을 설립하게 된 동기가 이사장님의 사모님이 유방암으로 치료받은 후 암환자를 위해 병원을 지으라는 사명을 받고 짓게 했다는 주변의 얘기는 또 한 번 감동을 받게 했습니다.

'병원에 대한 가슴 깊은 감사함을 보답할 게 없을까?' 자신도 모르게 마구 찾게 했습니다.

그 솟구치는 감사한 마음은 택시를 타고 오고 갈 때마다 기사님한테 병원을 자랑하게 했습니다.

병원의 외래에 가면 전단지를 돌리게 했습니다. 누가 시킨다고 이 일을 할 수 있겠습니까? 나도 모르게 마구 자랑을 하고 있는 것이었습니다.

내가 퇴원한 후에 강원도 일대 요양병원이 유명해졌음을 바라는 바람으로…….

아니 이렇게 좋은 병원이 전국으로 알려져 많은 환자들이 가장 중요한 마음의 치유를 받았으면 하는 간절한 마음의 소망은 오늘도 '암스트롱요양병원을 힘차게 응원합니다!'

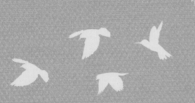

Episode 19

2년의 휴가

– 폐암 극복 체험 수기

장려상_ **박은주**

언제나 춘천 안보리의 겨울은 몹시 예쁘다.

눈 속에 더 새하얀 자작나무 숲길, 사철 푸른 잣나뭇가지
마다 쌓인 눈은, 가 본 적은 없지만 저 멀리 북유럽의 겨울이
느껴진다. 뽀드득뽀드득 눈길을 걸으며 흥얼거린다.

막다른 길이 나오면 하늘을 쳐다보면서 익숙하게 소리지
른다.

"나는 건강하다! 나는 다 나았다! 주님, 감사합니다!"

쭉쭉 뻗어 하늘을 가리는 잣나무 사이로 햇살이 몹시 눈부
시다. 햇살 때문인지, 소리를 질러서인지 눈물이 흐른다. 지
난 2년간의 시간들이 아련히 스쳐간다.

2016년 2월 암이 폐로 전이되었다는 의사 선생님의 선언에 남편과 나는 좌절, 절망 그 자체였다.

남편은 울면서 지리산으로 들어가서 자연인처럼 살자고 했고, 그 와중에도 나는 "당신은 계속 직장에 다니면서 내 병원비도 벌고, 애들을 돌보면서 주부 역할도 해야 한다"라고 말했다.

역시 여자들은 지극히 현실적이고 이성적인가 보다. 그리고 지인들의 소개로 암스트롱요양병원에 입원했다. 한 병실을 쓰게 된 언니가 왜 왔느냐고 물어보았다. 2013년 유방암으로 수술, 항암 치료, 방사선 치료까지 다 마쳤고 건강하게 직장 생활을 하고 있었는데, 2년 만에 폐로 전이되었다고 했다. 몹시 힘들었던 항암 치료를 다 견뎌 내고, 다시는 내 인생에 절대로 암은 없으리라 생각했었다며 엉엉 울었다.

언니 자신도 유방암에서 폐로 전이되었는데 열심히 치료받고 있다면서 힘을 내자고 했다.

병원에는 100여 명의 환우들이 있는데, 삼분의 1은 처음으로 암 진단을 받고 수술, 항암 치료 중에 오시는 분들이고, 삼분의 2는 암 치료 후 직장에 복귀해서 열심히 일하다가 재발이나 전이된 분들이었다. 왜 나에게만 이런 시련을 주셨냐고 원망했던 나에게, 환우들은 동병상련의 동지였다. 그들도 나처럼 열심히 삶을 살았고, 삶의 여유를 누릴 만하게 되니까 갑자기 암환자가 된 것이다. 가슴이 저려 왔다. 그들 속에 내가 보이고, 내 안에 그들이 보였다.

그러나 그들은 열심히 치료받고, 즐겁게 운동하고, 하루하루를 보람차게 살고 있었다. 몸에 있는 모든 암세포를 소멸시키고, 건강을 되찾아서 가정으로, 세상으로 복귀한다는 소망을 가지고 있었다.

누군가 그랬다. 내가 존재해야 세상도 존재한다고.

애들 결혼도 시켜야 하고, 손주들도 커 가면 손잡고 유치원에도 데려다주고 할 일이 많다.

나도 여기서 완치되어 사랑하는 가족들의 품으로, 세상 속으로 돌아가리라!

나는 주먹을 불끈 쥐었다.

일주일 만에 남편이 흰 도화지에 서약서를 써 와서 읽고 사인하라 재촉하더니 병실의 벽에다가 탕탕 붙여 놓았다. 믿음이 없는 남편이 얼마나 절박했는지 아내의 건강을 회복시켜 주시면, 중국으로 가서 선교를 하겠다고 서원하는 내용이었다.

"하나님 아버지! 아버지밖에 없습니다. 제 생명을 건져 주시고, 저를 회복시켜 주시옵소서!"

새벽 예배도 열심히 드리게 되었고, 새벽에 잠을 깨는 새 소리에도 감사하고, 풀내음 가득한 새벽 공기도 감사하게 되었다.

병원에서도 적극적으로 치료에 임했다. 고주파 온열 암 치료 · 셀레나제 주사 · 면역력 증진 주사 · 고압 산소 · 면역침 · 뜸 등등.

나는 암 관련 책들을 읽으면서 중요한 대목은 수첩에 적으면서 실천했다. 암은 저체온 저산소에서 온다는 아보 도오루 박사부터, 암은 곰팡이, 바이러스에서 온다, 암은 염증이다는 여러 설이 있었으나 결국 우리가 대처해야 하는 방법은 비슷비슷했다.

➊ 과도한 스트레스를 피하자

➋ 체온 1℃를 올리려고 노력하자(반신욕 · 족욕 · 쑥뜸)

➌ 적절한 휴식과 충분한 수면을 취하자(밤 10시 취침)

➍ 물을 충분히 마시자(1일 2L 정도)

➎ 오색 채소와 과일을 먹고, 단순 탄수화물(흰 쌀밥 · 밀가루 · 빵)

을 피하라

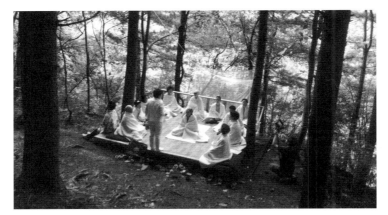
잣나무숲에서 이루어지는 풍욕

❻ 햇볕을 충분히 쬐어서, 비타민 D를 공급한다

❼ 숲 속을 자주 걷고, 적당한 운동을 한다(복식 호흡, 풍욕)

❽ 항상 웃고, 감사하며, 하나님께 의지한다

그래 이렇게 사는 거야!

암스트롱요양병원의 사계절은 너무 멋지고 재미있다. 따뜻한 봄이 되면 이름 모를 여러 가지 들꽃들이 피어나고, 숲속의 나뭇잎들은 연두색, 초록색 등 다양한 모습의 향연을 시작한다. 풀 속에서 쑥쑥 쑥이 올라오고, 쑥을 캐는 환우들이 보이기 시작한다. 길을 따라서 벚꽃과 매화가 만발하고, 벚꽃과 매화를 구별하지 못하는 우리들에게 고참 언니가 말

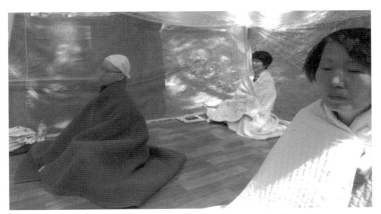
요양병원 풍욕장에서 매일 빠지지 않고 풍욕을 하는 필자

했다. "내가 작년에 이 나무에서 매실을 땄으니까 이건 매실나무고 꽃은 매화야"라고 말하면 우리들은 탄성을 질렀고, 언니는 '만물 박사'의 별명을 얻었다. 그리고 이듬해 봄에 내가 고참 언니가 되어서 그들에게 똑같은 말을 하고 있었다.

5월부터 요양병원 옆의 잣나무숲 풍욕장에선 풍욕을 한다. 풍욕 음악에 맞춰서, 피톤치드가 가득한 숲향기를 맡으며, 햇살의 따사로움을 느끼면서, 열심히 하다 보면 "홀딱 벗고! 홀딱 벗고!" 울어대는 야한 새의 울음소리에 신나게 웃어 본다. 누군가 검은등뻐꾸기의 전설을 들려준다. 게으른 스님이 수행에 실패해서 죽어서 뻐꾸기가 되었는데, 세상의 욕심, 욕망 등 모든 것을 홀딱 벗어 버리라고 울어댄다는 것이다.

무더운 여름에는 산딸기가 지천으로 널려 있고, 뽕나무엔 오디가 가득하다. 뽕나뭇잎을 따서 차도 끓여 마신다. 큰비가 내린 후에는 계곡의 물길이 새로 생겨났고, 더욱 무성해지는 나무들을 보면서 자연의 신비함을 느낀다.

가을엔 밤나무 밑으로 산책을 간다. 밤나무들이 많아서, 나무 밑에는 밤송이들이 널려 있다. 운동화로 밤송이를 밟으면 귀여운 밤알이 툭 튀어나온다. 한 주먹씩 쥐고서 재잘재잘 밤을 까 먹으면서 거닌다.

겨울엔 잣나무길로 산책을 간다. 길에 잣송이들이 간간이 떨어져 있다. 솔방울은 수없이 보았지만, 잣송이는 처음 보았다. 잣송이를 비틀면 딱딱한 잣알갱이가 나오고, 그 껍질을 돌로 깨면, 우리가 먹는 고소한 잣이 나온다. 고소한 맛에 까는 재미도 쏠쏠하다. 20미터가 넘는 잣나무에서 잣을 수확하기가 엄청 힘들고 위험해서 잣값이 비싼가 보다.

어느 날은 산책길에서 쓰러져 있는 낯선 동물을 발견했는데, 우리들이 운동을 끝내고 돌아가는 길에도 그 자리에서 여전히 덜덜 떨고 있었다. 무심코 지나치는데, 괜스레 신경이 쓰였다. 결국 환우들과 춘천시청에 전화하고, 야생동물구

조협회로 연결되어서 구조대원이 구조하러 오셨다.

새끼너구리가 추위와 탈수로 쓰러졌으며, 동물병원에서 수액을 맞으면서 일주일 요양하면, 회복되고 다시 산에다 방사한다고 걱정 말라고 하셨다. 구조대원은 가시면서 우리한테 좋은 일하셨다고 하신다. 내가 말했다. "우리는 왜 이렇게 착한 거야" 모두들 웃었다.

강원도의 사계절을 두 번이나 보내면서 즐거운 추억이 너무 많다. 물론 힘들었던 시간도 많았었다. 열심히 치료받고, 노력했는데도 암이 더 커졌고, 림프까지 전이되었던 것, 심한 구토, 구역질, 찢어진 손발, 전신 통증 등 지속적인 항암 치료 후유증에 시달렸고, 눈앞에 검정 물방울을 흩뿌려 놓은 것 같은 심한 비문증, 항호르몬제 부작용으로 인한 자궁 소파 수술, 이따금씩 전해지는 친했던 환우들의 슬픈 소식을 들을 때마다 가슴이 아팠다. 힘들었던 모든 상황을 환자들 서로서로 위로하며, 용기를 주며, 보듬어 주었으며, 요양병원의 따뜻한 배려로 수월하게 이겨 냈다.

지금은 항암제를 끊었고, 예방약으로 항호르몬제를 복용하고 있으며, 6개월마다 정기적으로 검진해야 한다.

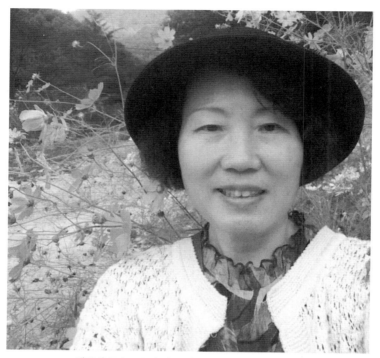
예쁘게 코스모스가 핀 요양병원의 산책로에서 필자

암스트롱요양병원에 온 것도 감사하고, 날마다 예배 드릴 수 있었던 것도 감사하고, 2년간의 온전한 휴가를 주심도 감사하고, 건강을 회복시켜 주신 것도 감사합니다. 모든 것에 감사합니다! 주님.

건강한 모든 분들이여! 지금 이 순간의 건강함에 감사하세요. 치열한 삶을 잠시 내려 놓으시고, 하늘을 바라보세요.

한 템포 쉼의 여유를 가지세요. 너무나도 소중한 당신의 건강을 지키세요. 꼭!

환우들에게 용기와 희망을 주는 이야기!!

암을 극복한 사람들의 체험 수기

2018년 11월 15일 1쇄 인쇄
2018년 11월 20일 1쇄 발행

엮은이 / 김해영 외 18인
펴낸이 / 조종덕
펴낸곳 / 태웅출판사

주소 / 06059 서울 강남구 언주로 136길 28 (논현동) 태웅 B/D
전화 / 515-9858~9, 팩스 / 515-1950
홈페이지 / www.taiwoong.com
이메일 / taewoongpub@hanmail.net
등록번호 / 제2-579호
등록일자 / 1988. 5. 26

ISBN 978-89-7209-264-3 13510